Dr. Pratyasha Sharma
Prof. (Dr.) Srikala Bhandary

Sensibilidades alimentares na infância

Dr. Pratyasha Sharma
Prof. (Dr.) Srikala Bhandary

Sensibilidades alimentares na infância

Impacto na saúde oral e implicações dentárias

ScienciaScripts

Imprint

Any brand names and product names mentioned in this book are subject to trademark, brand or patent protection and are trademarks or registered trademarks of their respective holders. The use of brand names, product names, common names, trade names, product descriptions etc. even without a particular marking in this work is in no way to be construed to mean that such names may be regarded as unrestricted in respect of trademark and brand protection legislation and could thus be used by anyone.

Cover image: www.ingimage.com

This book is a translation from the original published under ISBN 978-3-659-88793-2.

Publisher:
Sciencia Scripts
is a trademark of
Dodo Books Indian Ocean Ltd. and OmniScriptum S.R.L publishing group

120 High Road, East Finchley, London, N2 9ED, United Kingdom
Str. Armeneasca 28/1, office 1, Chisinau MD-2012, Republic of Moldova, Europe
Printed at: see last page
ISBN: 978-620-8-36318-5

Sensibilidades alimentares na infância: Impacto na saúde oral e implicações dentárias

CONTEÚDO:

INTRODUÇÃO

DIFERENTES TERMINOLOGIAS E DEFINIÇÕES

As hipersensibilidades alimentares, incluindo as alergias e intolerâncias alimentares, estão a tornar-se cada vez mais frequentes entre as crianças, colocando desafios significativos à sua saúde e bem-estar geral.[1]

A medicina dentária pediátrica desempenha um papel crucial na deteção e gestão destas condições. Esta dissertação tem como objetivo fornecer uma revisão abrangente das hipersensibilidades alimentares, focando a sua prevalência, manifestações clínicas, diagnóstico e gestão no contexto dentário.[1]

As reacções adversas aos alimentos são definidas como qualquer reação anormal após a ingestão de alimentos. As diferentes reacções adversas são descritas como hipersensibilidade alimentar, incluindo a intolerância alimentar e a alergia alimentar, ou aversão alimentar, que é uma evitação psicológica por condicionamento pavloviano das reacções adversas.[1]

A hipersensibilidade alimentar é um termo genérico que se refere a qualquer reação adversa acentuada após a ingestão de alimentos.[2]

A intolerância alimentar é uma resposta não imunológica iniciada por um alimento ou componente alimentar numa dose normalmente tolerada e é responsável pela maioria das respostas alimentares adversas.[3] Estas podem ocorrer em resposta à exposição a substâncias metabólicas (intolerância à lactose), toxinas (contaminação microbiana ou envenenamento por peixes escombroides) e componentes farmacologicamente activos (cafeína e tiramina em queijo envelhecido que desencadeiam enxaqueca).

CLASSIFICAÇÃO

A alergia alimentar é uma resposta imunitária anormal a uma proteína alimentar mediada por imunoglobulina E (IgE), IgE mista ou mecanismos imunológicos não IgE.[4]

As reacções adversas aos alimentos também podem ser classificadas em alergias alimentares, sensibilidades alimentares e erros inatos do metabolismo.[5][6]

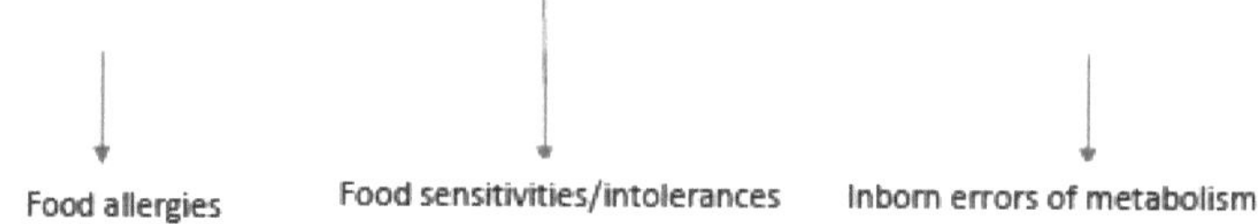

Alergias alimentares

> Mediada por IgE
> Não mediada por IgE
> Misto mediado por IgE e não IgE

Sensibilidades/Intolerâncias alimentares

> Sensibilidades aos FODMAPs
> - Intolerância à lactose
> - Intolerância à frutose
> - Intolerância mista aos FODMAPs
> - Síndrome do Intestino Irritável
> Sensibilidade ao trigo
> - Intolerância ao glúten
> - Doença celíaca
> Sensibilidade à histamina
> Sensibilidade aos aditivos alimentares
> - Corantes alimentares
> - Conservantes
> - Sensibilidade ao glutamato

Erros genéticos ou inatos do metabolismo

> Perturbações do metabolismo dos hidratos de carbono
> Perturbações do metabolismo das proteínas
> Perturbações da oxidação dos ácidos gordos
> Doenças de armazenamento do glicogénio

Implicações clínicas da classificação das reacções adversas aos alimentos:

- Uma classificação exacta é crucial para a abordagem diagnóstica e para a gestão das reacções adversas aos alimentos.[5]

- As alergias alimentares, que são geralmente imunomediadas, podem ter um grande impacto clínico e social, e podem mesmo ser fatais em alguns casos.[5]

- Os alimentos mais alergénicos variam de acordo com os grupos etários, sendo os ovos o alergénio mais frequente nas crianças com menos de 5 anos e os frutos frescos, como o ananás e a manga, nas crianças com mais de 5 anos.[6]

Desafios na classificação exacta das reacções adversas aos alimentos e potenciais soluções:

- Distinguir entre a verdadeira alergia alimentar e outras reacções adversas pode ser um desafio, uma vez que muitas podem imitar a alergia alimentar.[7]

- Os desafios para classificar com precisão as reacções adversas aos alimentos incluem a vasta gama de diagnósticos diferenciais e a dificuldade em diagnosticar reacções imunitárias quando estão envolvidos mecanismos não-IgE.[7]

- A resolução destes desafios pode envolver a utilização de testes específicos quando se suspeita de alergia ou intolerância, e a implementação de um teste de provocação alimentar em dupla ocultação, controlado por placebo, como padrão de ouro no diagnóstico.[8][9]

PREVALÊNCIA DE HIPERSENSIBILIDADES ALIMENTARES EM CRIANÇAS

A prevalência de hipersensibilidades alimentares, incluindo alergias e intolerâncias alimentares, tem vindo a aumentar nas últimas décadas. Embora as razões exactas para este aumento não sejam totalmente compreendidas, vários factores têm sido considerados.

- **Métodos de diagnóstico melhorados**: Os avanços nos testes de alergia e na consciencialização levaram a uma identificação mais precisa das hipersensibilidades alimentares.

- **Alterações nos hábitos alimentares**: O aumento do consumo de alimentos processados e a redução da exposição a determinados alergénios durante a primeira infância podem ter um papel importante.

- **Factores ambientais**: A exposição a poluentes, alterações no microbioma e outros factores ambientais podem influenciar o desenvolvimento de alergias.

- **Factores culturais**: As práticas alimentares e a exposição a alergénios podem influenciar a prevalência.

Tendências globais:

As alergias alimentares afectam aproximadamente 1-3% da população em geral nos países ocidentais, com taxas mais elevadas observadas em crianças, variando entre 6-8%.[10][11] Alguns estudos relatam taxas de alergia alimentar diagnosticadas por desafio que chegam a 10% entre as crianças mais novas.[12]

Os alergénios alimentares mais comuns nos países ocidentais incluem o leite de vaca, os ovos, os amendoins, os frutos secos, o peixe, o marisco, a soja, o sésamo e o trigo. [11][13]

Os dados relativos aos países em desenvolvimento são limitados, mas os estudos disponíveis sugerem taxas de prevalência mais baixas em comparação com os países ocidentais. Por exemplo, na Turquia, a prevalência entre os adolescentes foi de 0,15%. [15]

Na China, as taxas de prevalência são semelhantes às dos países ocidentais, apesar das diferenças alimentares.[16]

Em Cartagena, na Colômbia, as frutas, os legumes, os mariscos e as carnes são os alergénios mais notificados.[17]

Há provas de que as crianças de ascendência asiática ou africana nascidas em ambientes ocidentais têm um risco mais elevado de desenvolver alergias alimentares em comparação com as crianças caucasianas, o que realça o papel das interações genoma-ambiente.[12][14]

As alergias alimentares são mais prevalentes nas áreas urbanas e ocidentalizadas do que nas regiões rurais, o que sugere que os factores ambientais desempenham um papel significativo.[10]

As diferenças na prevalência da alergia alimentar entre países ocidentais e não ocidentais têm sido atribuídas a vários factores culturais, dietéticos e ambientais:

Factores culturais

- **Padrões de alimentação**: Nos países ocidentais, é frequente haver um atraso na introdução de alimentos alergénicos como os ovos, o que tem sido associado a taxas mais elevadas de alergia alimentar. Por exemplo, em Singapura, a introdução tardia de ovos era mais comum em comparação com a Austrália, onde a prevalência de alergias alimentares era significativamente mais elevada entre as crianças asiáticas.[18]

- **Hipótese da higiene**: A menor prevalência de doenças alérgicas nos países não ocidentais pode ser parcialmente explicada pela hipótese da higiene, que sugere que a menor exposição a infecções e micróbios no início da vida nos países ocidentais leva a um maior risco de alergias.[19]

Factores dietéticos

- **Alimentos processados**: A dieta ocidental, caracterizada por um elevado consumo de alimentos processados, tem sido implicada no aumento das alergias alimentares. Em contrapartida, as dietas nos países não ocidentais incluem frequentemente mais alimentos frescos e menos processados, o que pode contribuir para taxas de alergia mais baixas.[20]

- **Dieta mediterrânica**: A dieta mediterrânica, rica em frutas, legumes e gorduras saudáveis, tem sido sugerida como tendo efeitos protectores contra as alergias, embora ainda não existam provas conclusivas.[20]

Factores ambientais

- **Vida urbana vs. vida rural**: Estudos demonstraram que as crianças que vivem em zonas rurais com ambientes agrícolas tradicionais têm taxas de asma e alergia mais baixas do que as que vivem em ambientes urbanos, mesmo dentro do mesmo país. Isto sugere que as exposições ambientais relacionadas com a vida urbana podem aumentar o risco de alergia.[21]

- **Poluição do Ar e Exposição Microbiana Precoce**: Níveis mais elevados de poluição do ar e exposição microbiana reduzida em ambientes ocidentais urbanizados são também considerados factores significativos que contribuem para a maior prevalência de alergias alimentares.[21]

Factores genéticos e socioeconómicos

- **Predisposição genética**: Existem provas de que as crianças de ascendência asiática ou africana nascidas em países ocidentais apresentam um risco mais elevado de alergia alimentar do que as suas homólogas caucasianas, o que indica uma interação complexa entre factores genéticos e ambientais.[22]

- **Estatuto Socioeconómico**: As diferenças nas condições socioeconómicas, incluindo o acesso aos cuidados de saúde e os hábitos alimentares, também desempenham um papel na prevalência variável de alergias alimentares entre regiões.[19]

Tendências indianas:

A prevalência de alergias alimentares na Índia é relativamente baixa em comparação com os países ocidentais, mas existem variações regionais significativas e alergénios específicos que são mais comuns.

Prevalência geral:

Em Karnataka, a prevalência de provável alergia alimentar entre os adolescentes está estimada em 1,2%.[23][24]

Em Deli e na Região da Capital Nacional (NCR), a prevalência entre as crianças em idade escolar é de 0,8%.[25]

Um estudo mais alargado em regiões urbanas e rurais da Índia encontrou uma prevalência de 0,14% entre as crianças.[26]

Alergénios comuns:

Em Karnataka, o leite de vaca e a maçã são os alergénios mais comuns, representando cada um 0,5% das alergias alimentares prováveis.[27]

Em Calcutá, os alergénios mais comuns incluem a banana (32%), o brinjal (29%), o trigo (22%) e o ovo (23%).[28]

Em Deli e NCR, as crianças urbanas referiram alergias a frutos como a manga, o morango e a laranja, enquanto as crianças rurais referiram iogurte e trigo.[29]

Sensibilização vs. Alergia:

Níveis elevados de sensibilização alimentar (26,5% em adultos) não se traduzem necessariamente em alergias alimentares clínicas, indicando uma dissociação que necessita de ser mais explorada.[23][24]

As taxas de sensibilização são mais elevadas, mas as alergias alimentares reais continuam a ser pouco frequentes, o que sugere que outros factores influenciam a manifestação clínica das alergias.[26]

Variações regionais:

A reatividade cruzada entre o pólen e os alergénios alimentares é significativa em Bengala Ocidental, sendo a beringela um alergénio comum.[28]

A prevalência das alergias alimentares varia muito nas diferentes regiões e é influenciada pelos hábitos alimentares e factores ambientais locais.[25][27][28]

Tendências relacionadas com a idade:

- **Primeira infância**: A prevalência é mais elevada na primeira infância, particularmente entre os 1,5 e os 3 anos de idade, com até 25% das reacções adversas registadas durante este período.[29] Estudos indicam que cerca de 5-6% das crianças sofrem de hipersensibilidades alimentares até aos 3 anos de idade.[30][31]

- **Crianças em idade escolar**: A prevalência de sensibilidades alimentares percepcionadas aumenta de 21% aos 8 anos para 26% aos 12 anos de idade, com uma elevada incidência (15%) e remissão (33%) durante este período.[32] A sensibilização a alergénios alimentares é mais comum em crianças mais novas, particularmente ao leite de vaca e ao ovo de galinha.[33]

- **Adolescentes**: Os adolescentes apresentam um risco mais elevado de anafilaxia grave induzida por alimentos, com uma carga significativa de anafilaxia induzida por alimentos registada neste grupo etário.[34] A prevalência nos adolescentes é semelhante à das crianças mais novas, mas o risco de reacções graves é mais elevado.[34]

PAPEL GERAL DAS REACÇÕES ALIMENTARES NA SAÚDE ORAL

As condições orais de um indivíduo são o resultado de diferentes factores, incluindo o genótipo do indivíduo, os hábitos de higiene oral, o tipo de dieta e os hábitos de vida.

A alimentação nos primeiros anos de vida pode afetar a saúde dentária durante muito tempo. Para prevenir as doenças orais, é importante eliminar os comportamentos alimentares desfavoráveis e reforçar os comportamentos protectores. Os hábitos alimentares, especialmente na infância, são um fator facilmente modificável e controlável, e a dieta, para além de influenciar a saúde da cavidade oral, desempenha um papel fundamental na saúde sistémica.[35]

Em particular, as lesões dos tecidos duros e moles mais frequentemente diagnosticadas pelos dentistas incluem: cáries, hipoplasia do esmalte, doença periodontal e lesões afotóxicas. A associação destas lesões com alterações nutricionais requer um estudo mais aprofundado.[36]

SENSIBILIDADES ALIMENTARES

INTRODUÇÃO

As sensibilidades alimentares, também conhecidas como intolerâncias alimentares, tornaram-se um problema de saúde cada vez mais prevalente, afectando milhões de pessoas em todo o mundo. Ao contrário das alergias alimentares, que desencadeiam uma reação grave do sistema imunitário, as sensibilidades alimentares causam frequentemente sintomas mais ligeiros que podem ser difíceis de identificar. Embora não constituam uma ameaça imediata à vida, podem afetar significativamente a qualidade de vida, causando desconforto, problemas digestivos e outros problemas de saúde.[37]

SINTOMAS COMUNS DE SENSIBILIDADES ALIMENTARES

Os sintomas das sensibilidades alimentares podem ser diversos e podem variar consoante o indivíduo e o alimento específico que o desencadeia. Alguns sintomas comuns incluem:[38]

- Problemas digestivos: Inchaço, gases, obstipação, diarreia ou dor abdominal

- Problemas de pele: Erupções cutâneas, urticária ou eczema

- Sintomas respiratórios: Congestão nasal, corrimento nasal ou dificuldade em respirar

- Fadiga e nevoeiro cerebral

- Dores de cabeça e enxaquecas

- Dores nas articulações ou dores musculares

POTENCIAIS FACTORES DESENCADEANTES DE SENSIBILIDADES ALIMENTARES

Uma variedade de alimentos pode despoletar sensibilidades alimentares. Alguns culpados comuns incluem:[39]

- Produtos lácteos: Leite, queijo e iogurte

- Glúten: Encontrado no trigo, cevada e centeio

- FODMAPs: Oligossacáridos, dissacáridos, monossacáridos e polióis fermentáveis, presentes em muitas frutas, legumes e cereais

- Ovos

- Nozes

- Marisco

- Certos aditivos e conservantes

DESAFIOS NO DIAGNÓSTICO

O diagnóstico das sensibilidades alimentares pode ser um desafio, porque os sintomas são muitas vezes vagos e podem sobrepor-se a outras condições de saúde. Os testes tradicionais de alergia podem não ser eficazes na identificação de sensibilidades alimentares.[39] Em vez disso, pode ser necessária uma combinação de métodos, incluindo

- **Dieta de eliminação**: Eliminar temporariamente da dieta os alimentos suspeitos de desencadear a doença para verificar se os sintomas melhoram.[40]

- **Diário alimentar**: Manter um registo dos alimentos consumidos e dos sintomas correspondentes.[40]

- **Teste respiratório do hidrogénio**: Este teste mede a quantidade de gás hidrogénio produzido pelo organismo após o consumo de lactose ou frutose. Níveis elevados de hidrogénio indicam má absorção.[40][53]

- **Teste de anticorpos alimentares IgG**: Embora controverso, alguns indivíduos consideram este teste útil para identificar potenciais factores de desencadeamento alimentar.[40][41]

GESTÃO DAS SENSIBILIDADES ALIMENTARES

Uma vez identificada uma sensibilidade alimentar, a forma mais eficaz de a gerir é evitar o alimento que a desencadeia.[4][5][6] No entanto, isto pode ser um desafio, especialmente se o alimento desencadeador for um ingrediente comum em muitos alimentos. Algumas estratégias para gerir as sensibilidades alimentares incluem :[42]

- **Leitura do rótulo**: Ler atentamente os rótulos dos alimentos para identificar potenciais factores de desencadeamento.

- **Procurar alternativas**: Encontrar substitutos para os alimentos que desencadeiam o consumo.

- **Cozinhar em casa**: Preparar refeições de raiz para ter um melhor controlo sobre os ingredientes.

- **Consultar um nutricionista registado**: Um nutricionista pode ajudar a desenvolver um plano de refeições personalizado que evite os factores desencadeantes.

SENSIBILIDADES AO FODMAP

INTRODUÇÃO

Os FODMAPs, um grupo de hidratos de carbono de cadeia curta, foram identificados como um fator comum de desencadeamento de sintomas digestivos em muitos indivíduos.[43] A sensibilidade aos FODMAPs é uma condição caracterizada pela incapacidade de digerir e absorver corretamente os FODMAPs. [43][44]

O QUE É O FODMAPS?

Os FODMAPs são um grupo de hidratos de carbono que são mal absorvidos no intestino delgado. São fermentados por bactérias no intestino grosso, produzindo gases e outros subprodutos que podem causar desconforto digestivo. Os FODMAPs incluem : [44][45]

- **Oligossacáridos fermentáveis:** Encontrados na cebola, no alho, nas leguminosas e no trigo.

- **Dissacarídeos:** Encontrados na lactose (leite e produtos lácteos).

- **Monossacarídeos:** Encontrados na frutose (frutas, mel e xarope de milho com alto teor de frutose).

- **Polióis:** Encontrados nos álcoois de açúcar (adoçantes artificiais, frutos de caroço e cogumelos).

SINTOMAS DE SENSIBILIDADE AO FODMAP

As pessoas com sensibilidade aos FODMAP podem sentir uma variedade de sintomas digestivos, incluindo : [44][45][46]

- Inchaço e gases abdominais

- Dor ou cãibras abdominais

- Diarreia

- Prisão de ventre

- Náuseas e vómitos

DIAGNÓSTICO DA SENSIBILIDADE AO FODMAP

O diagnóstico da sensibilidade aos FODMAP baseia-se frequentemente numa combinação de história clínica e testes de diagnóstico.[46][47] Uma história clínica detalhada pode ajudar a identificar potenciais factores desencadeantes e a excluir outras doenças. Os testes de diagnóstico comuns incluem:

- **Dieta de eliminação** [39]

- **Teste respiratório do hidrogénio** [39][53]

GESTÃO DA SENSIBILIDADE AO FODMAP

A forma mais eficaz de gerir a sensibilidade aos FODMAP é através de uma dieta baixa em FODMAP. Esta dieta envolve a eliminação ou limitação de alimentos ricos em FODMAPs [39][40] . Um dietista registado pode ajudar os indivíduos a desenvolver um plano de refeições personalizado com baixo teor de FODMAP.

Para além das modificações dietéticas, os indivíduos com sensibilidade aos FODMAP podem também beneficiar de : [46][47][48]

- **Gestão do stress:** O stress pode agravar os sintomas digestivos. Técnicas de relaxamento como a meditação, o ioga ou a respiração profunda podem ajudar a reduzir o stress . [47]

- **Probióticos:** Alguns estudos sugerem que os probióticos podem ajudar a melhorar a saúde digestiva e a reduzir os sintomas da sensibilidade aos FODMAP . [48]

- **Evitar outros factores desencadeantes:** Identificar e evitar outros potenciais factores desencadeantes, como certos medicamentos ou aditivos alimentares, também pode ajudar a gerir os sintomas.

INTOLERÂNCIA À LACTOSE

INTRODUÇÃO

A intolerância à lactose (IL) é uma doença digestiva comum caracterizada pela incapacidade de digerir corretamente a lactose, um açúcar presente no leite e nos produtos lácteos. Esta doença é causada por uma diminuição da produção de lactase, uma enzima essencial para a decomposição da lactose. Dado que a prevalência da IL tem aumentado a nível mundial, a compreensão dos seus mecanismos subjacentes, do seu diagnóstico e da sua gestão tornou-se uma questão importante para os cuidados de saúde.[49]

FISIOPATOLOGIA

A principal causa da IL é uma redução da atividade da lactase. Este declínio pode ocorrer devido a vários factores, incluindo [49][50] :

- **Predisposição genética:** A causa mais comum de IL é uma variação genética que leva à diminuição da produção de lactase após a infância. Este fenómeno é conhecido como não persistência da lactase.

- **Lesões intestinais:** As doenças ou condições que danificam o intestino delgado, como a doença inflamatória intestinal (DII) ou a doença celíaca, podem afetar a produção de lactase [51] .

- **Envelhecimento:** A produção de lactase diminui naturalmente com a idade, levando a casos mais frequentes de LI em adultos mais velhos.

Quando a lactose não é corretamente digerida, passa para o intestino grosso, onde é fermentada por bactérias. Este processo de fermentação produz gases (hidrogénio, dióxido de carbono e metano) e ácidos gordos de cadeia curta, que podem levar a uma variedade de sintomas digestivos [52][53] .

SINTOMAS DE INTOLERÂNCIA À LACTOSE

Os sintomas da IL podem variar em gravidade e podem aparecer pouco tempo depois de consumir produtos lácteos. Os sintomas mais comuns incluem inchaço abdominal e gases, diarreia, náuseas e vómitos, dor ou cólicas abdominais, flatulência . [43][44][45]

DIAGNÓSTICO DA INTOLERÂNCIA À LACTOSE

O diagnóstico de IL baseia-se frequentemente numa combinação de história clínica e testes de diagnóstico. Uma história clínica detalhada pode ajudar a identificar potenciais factores desencadeantes e a excluir outras doenças. Os testes de diagnóstico mais comuns incluem:

- **Teste respiratório do hidrogénio** [40][53]

- **Teste de tolerância à lactose:** Este teste envolve o consumo de uma quantidade fixa de lactose e a monitorização dos sintomas e dos níveis de açúcar no sangue. Uma descida significativa dos níveis de açúcar no sangue sugere má absorção de lactose . [54]

- Dieta **de eliminação** [39][40]

GESTÃO DA INTOLERÂNCIA À LACTOSE

Embora não exista cura para a IL, esta pode ser gerida eficazmente através de modificações na dieta e, em alguns casos, de intervenções médicas.

- **Modificações na dieta:** A abordagem mais comum para controlar a IL é evitar ou limitar os produtos lácteos. Muitas alternativas sem lactose, como leite, iogurte e queijo sem lactose, estão agora disponíveis [53] .

- **Suplementos de enzimas lactase:** Estes suplementos podem ajudar a decompor a lactose no sistema digestivo, permitindo que os indivíduos com IL consumam produtos lácteos [53] .

- **Probióticos:** Alguns estudos sugerem que os probióticos podem ajudar a melhorar a digestão da lactose e a reduzir os sintomas [47] .

- **Medicamentos de venda livre:** Podem ser utilizados antiácidos e antidiarreicos para aliviar os sintomas [53] .

INTOLERÂNCIA À FRUTOSE

INTRODUÇÃO

A intolerância à frutose (IF) é uma doença caracterizada pela incapacidade de absorver corretamente a frutose, um açúcar simples presente na fruta, no mel e no xarope de milho rico em frutose . [54]

FISIOPATOLOGIA

A frutose é absorvida no intestino delgado. Quando não é corretamente absorvida, pode passar para o intestino grosso, onde é fermentada por bactérias. Este processo de fermentação produz gases que podem causar sintomas digestivos.[54][55]

Existem dois tipos principais de intolerância à frutose:

- **Intolerância hereditária à frutose (HFI):** Uma doença genética rara que afecta a capacidade do organismo para metabolizar a frutose.[55]

- **Intolerância adquirida à frutose (AFI):** Uma condição mais comum que pode desenvolver-se ao longo do tempo devido a vários factores, incluindo danos intestinais ou alterações na microbiota intestinal.[55]

SINTOMAS DE INTOLERÂNCIA À FRUTOSE

Os sintomas da intolerância à frutose podem variar de pessoa para pessoa, mas os sintomas mais comuns incluem inchaço e gases abdominais, dor ou cólicas, diarreia, náuseas e vómitos, perda de peso (se for grave).[43][44][45]

DIAGNÓSTICO DE INTOLERÂNCIA À FRUTOSE

O diagnóstico da intolerância à frutose pode ser difícil, uma vez que os sintomas podem sobrepor-se a outras doenças digestivas. Os testes de diagnóstico mais comuns incluem:

- **Dieta de eliminação** [39][40]

- **Teste respiratório do hidrogénio** [40][53]

- **Teste de absorção de frutose:** Um teste mais especializado que mede a absorção de frutose no intestino delgado.[57]

GESTÃO DA INTOLERÂNCIA À FRUTOSE

A forma mais eficaz de gerir a intolerância à frutose é através de uma dieta pobre em frutose. Essa dieta envolve a eliminação ou limitação de alimentos ricos em frutose, como frutas, mel e xarope de milho com alto teor de frutose.[57] Um dietista registado pode ajudar os indivíduos a desenvolver um plano alimentar personalizado com baixo teor de frutose. Para além das modificações dietéticas, os indivíduos com intolerância à frutose também podem beneficiar de .[45][46][47]

- **Probióticos**

- **Gestão do stress**

- **Evitar outros factores de desencadeamento**

<u>INTOLERÂNCIA MISTA DE FODMAP</u>

INTRODUÇÃO

A intolerância mista aos FODMAPs ocorre quando os indivíduos têm dificuldade em digerir e absorver vários tipos de FODMAPs, em vez de apenas um tipo específico. Este facto pode tornar o seu controlo mais difícil, uma vez que os indivíduos podem ter de evitar uma maior variedade de alimentos . [38][39]

SINTOMAS DE INTOLERÂNCIA MISTA A FODMAP

Os sintomas da intolerância mista aos FODMAPs podem variar de pessoa para pessoa, mas incluem sintomas digestivos semelhantes aos de outras intolerâncias aos FODMAPs, como dores ou cólicas abdominais, inchaço, gases, náuseas e vómitos . [43][44][45]

O diagnóstico e o tratamento da sensibilidade mista aos FODMAPs são semelhantes aos de outras sensibilidades aos FODMAPs.

SÍNDROME DO INTESTINO IRRITÁVEL (IBS)

INTRODUÇÃO

A Síndrome do Intestino Irritável (SII) é uma perturbação gastrointestinal funcional crónica caracterizada por dor ou desconforto abdominal, frequentemente acompanhada por alterações dos hábitos intestinais. Embora a causa exacta da SII permaneça desconhecida, acredita-se que envolve uma interação complexa de factores, incluindo predisposição genética, microbiota intestinal e stress psicológico. [58][59]

SINTOMAS DE IBS

Os sintomas da SII podem variar muito de pessoa para pessoa e podem alterar-se com o tempo. Os sintomas comuns incluem : [43][44][45]

- Dor ou desconforto abdominal

- Cãibras

- Inchaço

- Gás

- Prisão de ventre

- Diarreia

- Muco nas fezes

- Fadiga crónica e nevoeiro cerebral

TIPOS DE SII

A SII pode ser classificada em vários subtipos com base no hábito intestinal predominante : [59][60][61]

- **SII com obstipação (SII-C):** Caracterizada pela obstipação como principal sintoma.

- **SII com diarreia (SII-D):** Caracterizada por diarreia como sintoma principal.

- **SII com hábitos intestinais mistos (SII-M):** Caracterizada por períodos alternados de obstipação e diarreia.

- **SII não classificada:** Quando o hábito intestinal predominante não pode ser determinado.

CAUSAS E FACTORES DE RISCO

A causa exacta da SII permanece desconhecida, mas vários factores podem contribuir para o seu desenvolvimento : [62][63]

- **Predisposição genética:** A SII ocorre frequentemente em famílias, o que sugere um componente genético.

- **Microbiota intestinal:** Alterações na composição da microbiota intestinal têm sido implicadas na SII.

- **Stress psicológico:** O stress pode exacerbar os sintomas da SII ou desencadear novos episódios.

- **Sensibilidades alimentares:** Certos alimentos podem desencadear sintomas de SII em alguns indivíduos.

- **Infecções:** Infecções passadas, como a gastroenterite, podem aumentar o risco de desenvolver SII.

DIAGNÓSTICO DA IBS

O diagnóstico da SII geralmente se baseia em uma combinação de sintomas e histórico médico.[39][40] Não existe um teste específico para a SII, mas devem ser excluídas outras doenças que possam causar sintomas semelhantes, como a doença inflamatória intestinal (DII) ou a doença celíaca.

TRATAMENTO DA IBS

Embora não exista cura para a SII, os sintomas podem muitas vezes ser geridos de forma eficaz. O tratamento pode envolver uma combinação dos seguintes : [43][44][45]

- **Modificações na dieta:** Uma dieta baixa em FODMAP, que restringe certos hidratos de carbono que podem desencadear sintomas de SII, pode ser útil para alguns indivíduos.

- **Medicamentos:** Podem ser prescritos antiespasmódicos, antidiarreicos e antidepressivos para controlar os sintomas.[62]

- **Gestão do stress:** Técnicas como exercícios de relaxamento, meditação e terapia cognitivo-comportamental podem ajudar a reduzir o stress e melhorar os sintomas da SII.

- **Probióticos:** Certos probióticos podem ajudar a restabelecer o equilíbrio das bactérias intestinais e a aliviar os sintomas da SII.

IMPLICAÇÕES DENTÁRIAS DAS SENSIBILIDADES AO FODMAP

Embora as sensibilidades aos FODMAP afectem principalmente o sistema digestivo, também podem ter implicações indirectas na saúde dentária [63][64] . Eis alguns problemas dentários potenciais associados à intolerância à lactose:

1. Aumento do risco de erosão ácida:

Alguns produtos lácteos, especialmente o iogurte e as natas azedas, contêm ácidos naturais. A frutose, quando não é corretamente absorvida, pode também contribuir para o aumento da produção de ácido na boca, o que pode causar a erosão do esmalte . [64]

Além disso, verificou-se que o pH salivar é mais baixo em crianças com sensibilidades aos FODMAP, em comparação com crianças sem quaisquer intolerâncias alimentares . [64][65]

A erosão das superfícies linguais dos dentes anteriores mandibulares é comum . [64][65]

A coloração amarelada bilateral e a erosão da superfície cérvico-bucal dos primeiros molares superiores é um achado raro, mas significativo, na cavidade oral de um indivíduo sensível ao FODMAP. O ducto de Stenson da glândula salivar parótida abre-se adjacente à face vestibular do segundo molar superior em ambos os lados, e tem sido observado que a saliva altamente ácida se acumula perto da área cervical do primeiro molar. Este facto pode levar à erosão cervical dos primeiros molares superiores . [66]

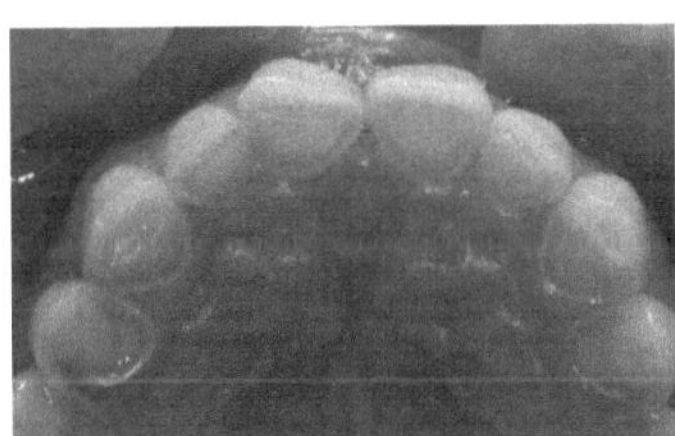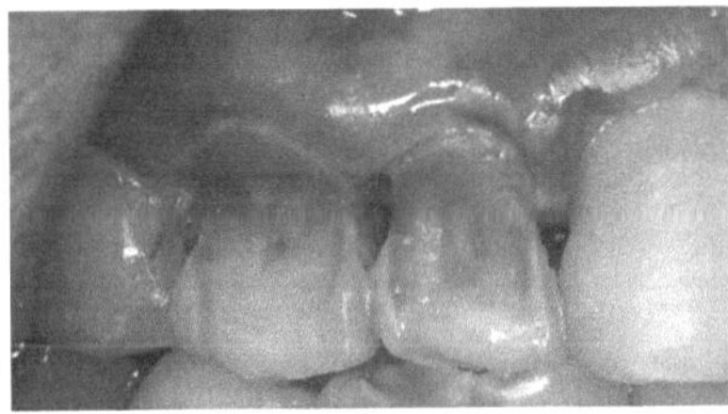

Erosão dentária devido ao aumento da produção de ácido

2. Potencial para mau hálito:

Crescimento bacteriano excessivo: Os FODMAPs não digeridos podem levar ao crescimento excessivo de bactérias nos intestinos, produzindo gases que podem causar mau hálito . [63]

Formação de uma película na língua: As náuseas e vómitos recorrentes e um ambiente ácido levam à formação de uma película na superfície dorsal da língua. A película é normalmente composta por bactérias retidas, restos de comida regurgitada e células mortas. Uma língua muito coberta com mau hálito é uma das formas mais fáceis de identificar problemas digestivos como um dentista . [63]

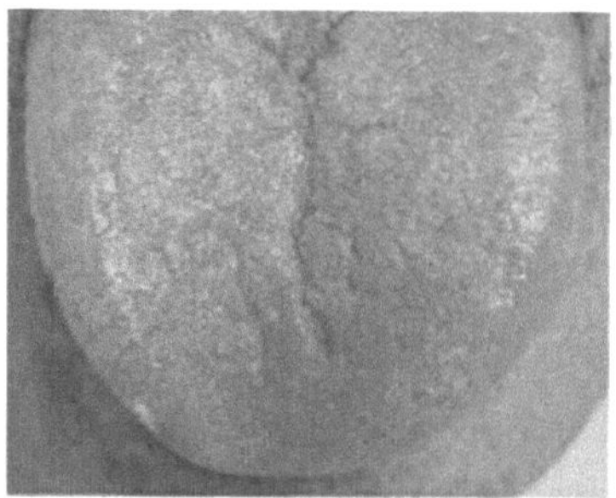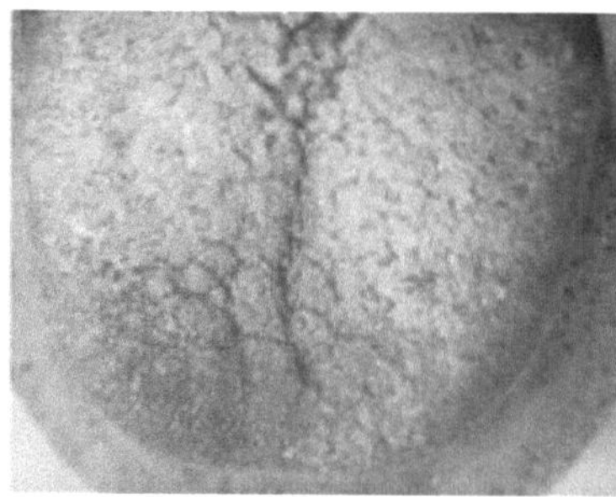

Película da língua normal Película da língua causada por problemas digestivos

4. Impacto indireto na saúde oral:

Se a intolerância aos FODMAP for grave e levar a restrições alimentares, pode potencialmente afetar a ingestão de nutrientes, incluindo cálcio e vitamina D, que são essenciais para a formação dos ossos e dos dentes.[66][67][68]

Uma digestão deficiente pode provocar o refluxo do ácido gástrico para o esófago, causando irritação do revestimento do esófago. O refluxo crónico pode levar à dilatação do esófago, constringindo as vias respiratórias, especialmente ao deitar-se. Esta situação pode levar ao desenvolvimento do hábito de respirar pela boca ou agravar um hábito já existente.[64][65]

5. Efeitos psicológicos:

Os indivíduos com intolerância aos FODMAP podem sentir ansiedade social ou embaraço devido a restrições alimentares, o que pode indiretamente precipitar hábitos orais deletérios, distúrbios alimentares, aumento dos níveis de cortisol salivar: o que pode, em última análise, levar a uma maior experiência de cárie.[46]

SENSIBILIDADE AO TRIGO

INTRODUÇÃO

A sensibilidade ao trigo é uma condição clínica caracterizada por sintomas gastrointestinais e/ou extra-intestinais que surgem após a ingestão de trigo ou de alimentos que contêm glúten. Esta situação ocorre na ausência de doença celíaca e de alergia ao trigo, o que a torna uma entidade distinta no espetro das doenças relacionadas com o glúten (DRG). [69][70][71]

A fisiopatologia não é totalmente compreendida, mas acredita-se que envolva uma combinação de mecanismos imunomediados e respostas não imunitárias a vários componentes do trigo, incluindo o glúten e proteínas não glúten, como os inibidores da amilase-tripsina (ATI) e os frutanos. [72][73][74]

PREVALÊNCIA

As estimativas de prevalência variam muito, com estudos que sugerem que a sensibilidade ao trigo auto-declarada pode afetar aproximadamente 6% a 14% da população, dependendo do contexto demográfico e geográfico. [75][76][77]

Por exemplo, um estudo realizado na Austrália registou uma prevalência de 14,9% entre os participantes, o que indica uma preocupação significativa em termos de saúde pública.[76] Esta condição é particularmente prevalente entre os indivíduos com distúrbios gastrointestinais funcionais, como a síndrome do intestino irritável (SII), em que o consumo de trigo agrava frequentemente os sintomas. [78][79]

SINTOMAS

Os sintomas podem ser diversos e podem incluir dores abdominais, inchaço, diarreia, fadiga e sintomas neurológicos, como dores de cabeça e perturbaçoes do humor.[72][80][76] Estes sintomas melhoram normalmente com a remoção do trigo da dieta e podem voltar a ocorrer com a reintrodução, o que é uma caraterística da doença. [70][80]

DIAGNÓSTICO

O diagnóstico continua a ser um desafio devido à falta de biomarcadores específicos. Atualmente, o diagnóstico baseia-se principalmente em critérios clínicos, que incluem a exclusão da doença celíaca e da alergia ao trigo, seguidos de uma prova do glúten em dupla ocultação e controlada por placebo para confirmar o diagnóstico.[70][69] Esta abordagem diagnóstica é muitas vezes difícil de implementar na prática clínica, levando à dependência de sintomas auto-relatados e de mudanças na dieta.[69][70]

GESTÃO

O tratamento normalmente envolve a modificação da dieta, especificamente a eliminação do trigo e dos alimentos que contêm glúten. Esta intervenção dietética tem demonstrado aliviar os sintomas em muitos indivíduos, embora as implicações a longo prazo de uma dieta sem glúten ainda estejam a ser investigadas.[4][13][8] Alguns estudos sugerem que os indivíduos com sensibilidade ao trigo podem beneficiar de uma abordagem mais adaptada que considere outros factores alimentares, como os FODMAPs, que também podem contribuir para os sintomas gastrointestinais.[73][79][80]

INTOLERÂNCIA AO GLÚTEN

INTRODUÇÃO

A intolerância ao glúten, muitas vezes referida como sensibilidade ao glúten não celíaca (SGNC), é uma condição caracterizada por sintomas gastrointestinais e/ou extra-intestinais que ocorrem após a ingestão de alimentos que contêm glúten, na ausência de doença celíaca (DC) ou alergia ao trigo (AT).[81][82][83] Esta patologia tem merecido cada vez mais atenção devido à sua prevalência crescente e ao número cada vez maior de indivíduos que se auto-identificam como intolerantes ao glúten, levando muitas vezes à adoção de uma dieta sem glúten (GFD) sem diagnóstico médico formal. [81][82]

FISIOPATOLOGIA

A fisiopatologia da SCN é complexa e não é totalmente compreendida. Ao contrário da doença celíaca, que envolve uma resposta autoimune ao glúten que leva a lesões intestinais, a SCN não apresenta os mesmos marcadores imunológicos ou atrofia das vilosidades do intestino delgado.[82][83] A hipótese é que a SCN pode envolver uma resposta imunomediada ao glúten ou a outros componentes do trigo, como os inibidores da amilase-tripsina (ATI) e os oligossacáridos, dissacáridos, monossacáridos e polióis fermentáveis (FODMAP).[82][83][84] Estes componentes podem desencadear sintomas gastrointestinais através de mecanismos como o aumento da permeabilidade intestinal ou alterações no microbiota intestinal. [82][83][84]

PREVALÊNCIA

As taxas de prevalência da SGNC variam muito, com estimativas que sugerem que ela afeta aproximadamente 6% a 14% da população, dependendo do contexto demográfico e geográfico.[85][86] Por exemplo, uma revisão sistemática indicou um aumento significativo na sensibilidade ao glúten auto-relatada, particularmente entre indivíduos com distúrbios gastrointestinais funcionais, como a síndrome do intestino irritável (SII).[82][83] Isto sugere uma potencial sobreposição entre a SGNC e outras doenças gastrointestinais, complicando o panorama epidemiológico das doenças relacionadas com o glúten. [82][83]

SINTOMAS

Os sintomas da intolerância ao glúten podem ser diversos e incluem dor abdominal, inchaço, diarreia, fadiga e sintomas neurológicos, como dores de cabeça e perturbações do humor.[81][82][83] Estes sintomas melhoram tipicamente com a remoção do glúten da dieta e podem voltar a ocorrer com a reintrodução, o que é uma caraterística da doença. [81][82][83]

DIAGNÓSTICO

O diagnóstico da SGNC é essencialmente clínico, uma vez que não existem biomarcadores específicos para a doença. O processo de diagnóstico geralmente envolve a exclusão da doença celíaca e da alergia ao trigo por meio de testes sorológicos e, em alguns casos, biópsia intestinal.[82][83][87] Um desafio ao glúten, em que o glúten é reintroduzido após um período de eliminação, também pode ser utilizado para confirmar o diagnóstico.[2][3] No entanto, esta abordagem pode ser um desafio na prática devido à variabilidade dos sintomas e à possibilidade de erros de diagnóstico. [82][83]

GESTÃO

O tratamento da SNGN geralmente envolve modificações na dieta, especificamente a eliminação de alimentos que contêm glúten. Esta intervenção dietética tem demonstrado aliviar os sintomas em muitos indivíduos, embora as implicações a longo prazo de uma dieta sem glúten ainda estejam a ser investigadas.[1][2][3 Alguns estudos sugerem que os indivíduos com SGNC podem beneficiar de uma abordagem mais personalizada que considere outros factores dietéticos, como os FODMAPs, que também podem contribuir para os sintomas gastrointestinais.[82][83][84]

DOENÇA DE CELIAC

INTRODUÇÃO

A doença celíaca (DC) é uma doença autoimune crónica desencadeada pela ingestão de glúten, uma proteína presente no trigo, no centeio e na cevada, em indivíduos geneticamente predispostos. A doença é caracterizada por uma resposta imunitária inadequada ao glúten, levando a inflamação e danos na mucosa do intestino delgado, especificamente nas vilosidades, que são essenciais para a absorção de nutrientes.[1][2] Esta condição está associada a uma predisposição poligénica, afectando predominantemente indivíduos de ascendência europeia, com uma prevalência de aproximadamente 1% na população em geral e taxas mais elevadas (5-15%) entre familiares de primeiro grau de indivíduos afectados. [88][89]

FISIOPATOLOGIA

A fisiopatologia da doença celíaca envolve a ativação de células T em resposta a péptidos de glúten, em particular a gliadina, o que leva à produção de auto-anticorpos contra a transglutaminase tecidular (tTG) e à subsequente destruição das vilosidades intestinais.[88][89] Esta lesão imunomediada resulta na má absorção de nutrientes, o que pode levar a várias complicações, incluindo deficiências nutricionais, osteoporose e aumento do risco de outras doenças auto-imunes.[88][90] A doença pode apresentar-se tanto nas formas típicas, caracterizadas por sintomas gastrointestinais, como nas formas atípicas, que podem incluir manifestações extra-intestinais, como anemia, sintomas neurológicos e perturbações cutâneas. [90][91]

PREVALÊNCIA

Acredita-se que a prevalência da doença celíaca seja subdiagnosticada, com estimativas que sugerem que muitos indivíduos permanecem assintomáticos ou com diagnóstico incorreto devido à variabilidade dos sintomas.[1][2] Estudos indicam que a prevalência da DC pode ser mais elevada em determinadas populações, como a dos portadores de diabetes tipo 1, onde as taxas podem chegar a 16,1%. [92]

SINTOMAS

Os sintomas da doença celíaca podem variar muito, mas normalmente incluem diarreia crónica, dor abdominal, inchaço, perda de peso e fadiga. Podem também manifestar-se sintomas extra-intestinais, incluindo anemia por deficiência de ferro, osteoporose, infertilidade e problemas neurológicos, como dores de cabeça e perturbações do humor.[1][2][6] Em alguns casos, os doentes podem apresentar sintomas atípicos, como dores nas articulações ou disfagia, o que complica o diagnóstico. [91][94]

DIAGNÓSTICO

O diagnóstico da doença celíaca geralmente envolve testes serológicos para anticorpos específicos, incluindo anticorpos antitransglutaminase tecidual (tTG) e anticorpos anti-endomísio (EMA). O diagnóstico definitivo é confirmado através de uma biopsia intestinal, que revela atrofia das vilosidades e aumento dos linfócitos intra-epiteliais.[88][95][96] É crucial que os doentes se mantenham numa dieta com glúten antes dos testes para garantir resultados exactos. [95][96]

GESTÃO

O tratamento da doença celíaca envolve principalmente a adesão estrita a uma dieta isenta de glúten, que leva à resolução dos sintomas e à cicatrização da mucosa intestinal na maioria dos pacientes.[1][2][3] O aconselhamento nutricional é frequentemente necessário para garantir que os doentes recebem os nutrientes adequados enquanto evitam o glúten. Em casos de desnutrição grave ou de complicações, podem ser necessárias intervenções médicas adicionais.[88][90] O acompanhamento e a monitorização regulares do estado nutricional, bem como o rastreio de doenças associadas, são componentes essenciais da gestão a longo prazo. [88][89][90]

IMPLICAÇÕES DENTÁRIAS DA SENSIBILIDADE AO TRIGO

As implicações dentárias da intolerância ao glúten, particularmente no contexto da doença celíaca (DC) e da sensibilidade ao glúten não celíaca (SGNC), são multifacetadas e merecem uma exploração abrangente. A intolerância ao glúten é caracterizada principalmente por uma reação adversa ao glúten, uma proteína encontrada no trigo, cevada e centeio, que pode levar a uma variedade de problemas sistémicos e de saúde oral. As manifestações orais da intolerância ao glúten são frequentemente negligenciadas, mas podem ter um impacto significativo na qualidade de vida dos indivíduos afectados.

A doença celíaca é uma doença autoimune que ocorre em indivíduos geneticamente predispostos após a ingestão de glúten, levando à inflamação intestinal e à má absorção de nutrientes.[98] Esta má absorção pode resultar em deficiências de vitaminas e minerais essenciais, que são fundamentais para manter a saúde oral. Por exemplo, deficiências de cálcio e vitamina D podem levar à osteoporose e ao atraso na erupção dos dentes, enquanto a falta de vitamina B12 pode contribuir para distúrbios da mucosa oral.[99][100] Além disso, os doentes com intolerância ao glúten apresentam frequentemente úlceras orais recorrentes, glossite atrófica e hipoplasia do esmalte dentário, que estão diretamente relacionadas com deficiências nutricionais decorrentes da má absorção. [99][100]

As manifestações orais da intolerância ao glúten também podem ser exacerbadas pela resposta inflamatória desencadeada pela ingestão de glúten. Em pacientes celíacos, a resposta imunológica pode levar a condições como a estomatite aftosa recorrente, caracterizada por úlceras dolorosas na cavidade oral.[99][101] Além disso, a presença de glúten pode induzir uma sensação de ardor na boca e secura, complicando ainda mais a saúde oral.[99] Estes sintomas não só afectam a saúde física dos indivíduos, como também podem levar a sofrimento psicológico, afectando o seu bem-estar geral. [98]

Além disso, a relação entre a intolerância ao glúten e a saúde bucal se estende ao microbioma. Estudos recentes destacaram o papel do microbioma oral na degradação do glúten, sugerindo que certas bactérias podem possuir enzimas degradadoras de glúten que poderiam mitigar os efeitos adversos do consumo de glúten.[101][102] A presença dessas bactérias na placa dentária e na saliva indica um caminho potencial para a intervenção terapêutica, que poderia melhorar o gerenciamento da intolerância ao glúten e suas manifestações orais. [101][102]

Além dos efeitos diretos do glúten na saúde oral, as restrições alimentares impostas por uma dieta sem glúten (GFD) também podem ter implicações para a saúde dentária. Os indivíduos que aderem a uma dieta sem glúten consomem frequentemente produtos alternativos que podem carecer de nutrientes essenciais, agravando ainda mais as deficiências que podem afetar a saúde oral.[103][104] Por exemplo, os produtos sem glúten são frequentemente pobres em fibras e outros nutrientes, que são vitais para manter as gengivas saudáveis e prevenir a doença periodontal. [105]

O impacto psicológico da intolerância ao glúten, incluindo o stress associado às restrições alimentares e às implicações sociais da adesão a uma dieta alimentar, também pode ter efeitos indirectos na saúde oral. O stress tem sido associado ao bruxismo e a outros problemas de saúde oral, o que pode complicar ainda mais a saúde dentária dos indivíduos com intolerância ao glúten. [98][106]

Além disso, a gestão da intolerância ao glúten através de modificações na dieta necessita de uma consideração cuidadosa da saúde oral. Os pacientes são frequentemente aconselhados a evitar alimentos que contenham glúten, o que pode levar a uma dependência de alternativas processadas sem glúten que podem ser ricas em açúcares e de baixo valor nutricional.[104] Esta mudança na dieta pode aumentar o risco de cáries dentárias e outros problemas de saúde oral, necessitando de uma abordagem holística ao aconselhamento dietético que enfatize a importância de manter uma dieta equilibrada e rica em nutrientes essenciais.[107][108]

SENSIBILIDADE À HISTAMINA

INTRODUÇÃO

A sensibilidade à histamina, muitas vezes referida como intolerância à histamina (HIT), é uma doença caracterizada por uma capacidade diminuída de metabolizar a histamina, uma amina biogénica envolvida em vários processos fisiológicos, incluindo respostas imunitárias e secreção de ácido gástrico. Esta doença pode levar a uma série de sintomas após a ingestão de alimentos ricos em histamina ou a libertação de histamina no organismo.[109][110] A intolerância à histamina não é classificada como uma alergia, mas sim como uma reação pseudo-alérgica, em que os sintomas surgem devido a níveis excessivos de histamina no organismo e não a uma resposta imunomediada. [109][110]

FISIOPATOLOGIA

A fisiopatologia da intolerância à histamina envolve principalmente uma deficiência da diamina oxidase (DAO), a enzima responsável pela degradação da histamina no trato gastrointestinal. Quando a atividade da DAO está reduzida, a histamina acumula-se, conduzindo a vários sintomas gastrointestinais e sistémicos.[2] Os factores que contribuem para a diminuição da atividade da DAO incluem perturbações gastrointestinais, determinados medicamentos e hábitos alimentares que promovem a acumulação de histamina.[110] Além disso, a histamina também pode ser libertada pelos mastócitos, agravando ainda mais os sintomas em indivíduos susceptíveis. [109][110]

PREVALÊNCIA

As estimativas de prevalência da intolerância à histamina variam, com estudos que sugerem que pode afetar aproximadamente 1% a 3% da população, embora alguns relatórios indiquem taxas mais elevadas entre indivíduos com perturbações gastrointestinais.[109][110] A condição é frequentemente subdiagnosticada devido aos seus sintomas inespecíficos, que podem sobrepor-se a outras condições, como alergias alimentares, síndrome do intestino irritável (SII) e outros distúrbios gastrointestinais. [109][110]

SINTOMAS

Os sintomas da intolerância à histamina podem ser diversos e incluir dores de cabeça, erupções cutâneas, perturbações gastrointestinais (como diarreia e dores abdominais), congestão nasal e sintomas cardiovasculares (como palpitações).[109][110] Estes sintomas surgem normalmente algumas horas após o consumo de alimentos ricos em histamina, como queijos envelhecidos, produtos fermentados e certos peixes.[1][2] A variabilidade dos sintomas e a sua sobreposição com outras doenças podem complicar o diagnóstico de intolerância à histamina.

DIAGNÓSTICO

O diagnóstico da intolerância à histamina é essencialmente clínico, uma vez que não existem testes padronizados disponíveis. É essencial uma história detalhada do doente, incluindo hábitos alimentares e padrões de sintomas. Alguns médicos podem medir os níveis séricos de DAO, mas a utilidade clínica deste teste continua a ser debatida.[111] Uma dieta de eliminação seguida de uma reintrodução controlada de alimentos ricos em histamina pode ajudar a confirmar o diagnóstico, observando a resolução e a recorrência dos sintomas. [109][110]

GESTÃO

O tratamento da intolerância à histamina geralmente envolve modificações na dieta com o objetivo de reduzir a ingestão de histamina. Isto inclui evitar alimentos ricos em histamina e aqueles que promovem a libertação de histamina, como alimentos fermentados, queijos envelhecidos e certas bebidas alcoólicas.[109][110] . Nalguns casos, podem ser prescritos anti-histamínicos para aliviar os sintomas, embora a sua eficácia possa variar entre indivíduos.[109][110] Além disso, a resolução de problemas gastrointestinais subjacentes e a otimização dos níveis de DAO através de suplementos alimentares ou alterações do estilo de vida também podem ser benéficas. [111]

IMPLICAÇÕES DENTÁRIAS DA SENSIBILIDADE À HISTAMINA

A sensibilidade à histamina tem implicações dentárias significativas, particularmente em relação à saúde oral e à gestão da dor dentária. A histamina, uma amina biogénica envolvida em vários processos fisiológicos, pode exacerbar as respostas inflamatórias na cavidade oral, levando a um aumento da sensibilidade e da perceção da dor. Isto é particularmente relevante em condições como a intolerância à histamina, em que os indivíduos apresentam reacções adversas à histamina devido a mecanismos de degradação deficientes, envolvendo principalmente a enzima diamina oxidase (DAO).[112][113] A acumulação de histamina pode levar a sintomas que se sobrepõem a problemas dentários, tais como dores de cabeça, desconforto oral e hipersensibilidade, complicando a gestão clínica dos cuidados dentários nos doentes afectados. [112]

A investigação indica que a histamina pode potenciar a atividade dos canais do potencial recetor transiente (TRP), especificamente o TRPV1 e o TRPV4, que estão implicados nas vias de sinalização da dor.[114][115] No contexto da dor dentária, a ativação destes receptores pela histamina pode levar a um aumento da sensibilidade na mucosa oral, resultando numa maior perceção da dor durante os procedimentos dentários. Por exemplo, estudos demonstraram que a histamina pode sensibilizar os canais TRPV1 nos neurónios sensoriais, o que poderia explicar o aumento da dor sentida por indivíduos com sensibilidade à histamina durante os tratamentos dentários.[114] Além disso, o papel da histamina na modulação das respostas inflamatórias nos fibroblastos gengivais sugere que pode contribuir para a doença periodontal e outras condições inflamatórias orais. [116]

Além disso, os efeitos sistémicos da histamina, particularmente em relação à ansiedade e à perceção da dor, podem influenciar a experiência do doente durante as consultas dentárias. Os indivíduos com uma sensibilidade elevada à histamina podem também apresentar um aumento da ansiedade e do medo relacionados com os procedimentos dentários, levando potencialmente a um comportamento de evitamento e a um atraso no tratamento.[117] A isto acresce o facto de a histamina poder induzir várias respostas fisiológicas, incluindo a vasodilatação e o aumento da permeabilidade vascular, que podem exacerbar a inflamação na cavidade oral e contribuir para a complexidade da gestão da dor dentária [118]

SENSIBILIDADE AOS ADITIVOS ALIMENTARES

INTRODUÇÃO

A sensibilidade aos aditivos alimentares é um fenómeno complexo caracterizado por reacções adversas a substâncias adicionadas aos alimentos para diversos fins, incluindo a conservação, o aumento do sabor e a melhoria da cor. Esta sensibilidade pode manifestar-se através de uma série de sintomas e é frequentemente confundida com alergias alimentares, embora os mecanismos subjacentes sejam significativamente diferentes.

FISIOPATOLOGIA

A sensibilidade aos aditivos alimentares refere-se a reacções não mediadas por IgE aos aditivos alimentares, que podem incluir tanto substâncias naturais como sintéticas. Ao contrário das alergias alimentares tradicionais, que envolvem uma resposta imunitária mediada pela imunoglobulina E (IgE), a sensibilidade aos aditivos alimentares normalmente não desencadeia as mesmas vias imunitárias.[119][120] A fisiopatologia destas reacções permanece mal compreendida, mas acredita-se que certos aditivos podem provocar sintomas através de efeitos diretos no sistema gastrointestinal ou influenciando a atividade dos neurotransmissores, particularmente em indivíduos sensíveis.[120][121] Por exemplo, foram documentadas reacções a salicilatos, aminas e glutamato, sugerindo que estes compostos podem provocar sintomas em indivíduos predispostos. [120][122]

PREVALÊNCIA

A prevalência da sensibilidade aos aditivos alimentares é difícil de determinar devido ao subdiagnóstico e à sobreposição com outras perturbações relacionadas com os alimentos. Os estudos indicam que, embora as alergias alimentares estejam bem documentadas, as sensibilidades aos aditivos alimentares podem ser menos reconhecidas, com algumas estimativas a sugerir que uma parte significativa da população pode ter sintomas relacionados com os aditivos alimentares.[119][123] Por exemplo, uma revisão destacou que muitos indivíduos relatam reacções adversas a múltiplos aditivos alimentares, mas apenas uma pequena fração é submetida a testes formais para confirmar essas sensibilidades. [123][124]

SINTOMAS

Os sintomas associados à sensibilidade aos aditivos alimentares podem variar muito e podem incluir distúrbios gastrointestinais, reacções cutâneas, como a urticária, e problemas respiratórios.[121][123] Nas crianças, os sintomas podem também estender-se a alterações comportamentais, incluindo a hiperatividade, que tem sido associada a certos corantes e conservantes alimentares.[125] A variabilidade dos sintomas complica o diagnóstico, uma vez que as reacções podem ser confundidas com outras condições, tais como alergias ou intolerâncias alimentares. [121][123]

DIAGNÓSTICO

O diagnóstico da sensibilidade aos aditivos alimentares coloca desafios significativos. Há uma falta de protocolos de teste padronizados, e muitos médicos podem não considerar os aditivos alimentares como uma causa potencial dos sintomas.[119][123][126] As abordagens de diagnóstico envolvem frequentemente histórias detalhadas dos doentes e dietas de eliminação, embora estes métodos possam ser subjectivos e não produzam resultados definitivos.[127] Os testes de provocação controlados, em que os aditivos suspeitos são reintroduzidos na dieta sob supervisão médica, são considerados o padrão de ouro, mas são raramente realizados devido a preocupações logísticas e éticas.[119][123]

GESTÃO

A gestão da sensibilidade aos aditivos alimentares envolve principalmente modificações na dieta. Os doentes são frequentemente aconselhados a evitar aditivos específicos conhecidos por desencadearem os seus sintomas, que podem ser identificados através de um acompanhamento dietético cuidadoso e de estratégias de eliminação.[121][127] A formação sobre a leitura dos rótulos dos alimentos e a compreensão das listas de ingredientes é crucial para que os doentes possam lidar eficazmente com as suas sensibilidades. Nalguns casos, os profissionais de saúde podem recomendar uma dieta pobre em químicos alimentares, que restringe uma série de aditivos e químicos alimentares que ocorrem naturalmente.[122] No entanto, a eficácia e a segurança a longo prazo destas dietas requerem uma investigação mais aprofundada, uma vez que podem conduzir a deficiências nutricionais se não forem cuidadosamente geridas. [127][122]

IMPLICAÇÕES DENTÁRIAS NA SENSIBILIDADE AOS ADITIVOS ALIMENTARES

Os aditivos alimentares tornaram-se parte integrante das dietas modernas, melhorando frequentemente o sabor, a textura e o prazo de validade dos produtos alimentares. No entanto, as suas implicações para a saúde oral, particularmente em relação à sensibilidade e reacções dentárias, merecem uma análise cuidadosa. Os aditivos alimentares podem desencadear vários problemas de saúde oral, incluindo reacções alérgicas e sensibilidades que se podem manifestar na cavidade oral.

Uma preocupação significativa é o potencial dos aditivos alimentares para causar reacções liquenóides orais, que são clinicamente semelhantes ao líquen plano oral. Estas reacções podem ser induzidas por sensibilização de contacto a materiais dentários, medicamentos e, nomeadamente, aditivos alimentares encontrados em produtos de higiene oral e alimentos processados. Budanur et al. salientam que os aditivos alimentares, embora benéficos para a preservação e melhoria dos alimentos, podem provocar reacções adversas em indivíduos sensíveis.[128] Da mesma forma, Sagari et al. salientam que vários factores etiológicos, incluindo os aditivos alimentares, podem resultar em lesões e desconforto orais, indicando uma ligação direta entre estas substâncias e as complicações de saúde oral. [129]

Além disso, a composição do microbioma oral pode ser influenciada pelo consumo de aditivos alimentares, em particular os péptidos antimicrobianos utilizados como conservantes. Wu et al. discutem como esses aditivos podem alterar a comunidade microbiana na cavidade oral, potencialmente levando à disbiose, que está associada a várias doenças dentárias.[130] Esta alteração pode exacerbar condições como a cárie dentária e a doença periodontal, complicando ainda mais a relação entre os aditivos alimentares e a saúde oral.

Os hábitos alimentares influenciados pelos aditivos alimentares também desempenham um papel fundamental na saúde dentária. Por exemplo, o consumo de alimentos ricos em açúcar, muitas vezes reforçados por aditivos, é um fator de risco bem documentado para a cárie dentária. A investigação de Rahman et al. indica que uma dieta rica em açúcar está correlacionada com o aumento da incidência de cáries dentárias, sublinhando a importância das escolhas alimentares na manutenção da saúde oral.[131] Além disso, a utilização de adoçantes não nutritivos, embora não promova diretamente a cárie, requer uma abordagem abrangente à higiene oral e cuidados dentários regulares para mitigar os potenciais riscos associados ao seu consumo. [132]

Para além dos efeitos diretos, os aditivos alimentares podem influenciar indiretamente a saúde oral através do seu impacto nos padrões alimentares gerais. Por exemplo, a insegurança alimentar, que muitas vezes leva ao consumo de alimentos mais baratos, mais densos em energia e ricos em aditivos, tem sido associada a piores resultados em termos de saúde oral, incluindo cáries dentárias não tratadas.[133][134] Esta relação evidencia os factores socioeconómicos mais amplos que se entrelaçam com as escolhas alimentares e a saúde oral.

SENSIBILIDADE AOS CORANTES ALIMENTARES

INTRODUÇÃO

A sensibilidade aos corantes alimentares é um tipo específico de intolerância alimentar caracterizada por reacções adversas a corantes sintéticos ou naturais utilizados em produtos alimentares. Estas reacções podem variar de ligeiras a graves e são frequentemente confundidas com alergias alimentares, embora os mecanismos subjacentes sejam significativamente diferentes.

DEFINIÇÃO E FISIOPATOLOGIA

A sensibilidade aos corantes alimentares refere-se a reacções adversas não mediadas por IgE aos corantes alimentares, que podem incluir tanto corantes sintéticos como a tartrazina (Amarelo 5) e corantes naturais como o vermelho de beterraba. A fisiopatologia da sensibilidade aos corantes alimentares não é totalmente compreendida, mas acredita-se que estes corantes podem provocar reacções através de vários mecanismos, incluindo efeitos diretos no trato gastrointestinal e potenciais interações neuroquímicas.[135] Por exemplo, certos corantes azo têm sido implicados no stress oxidativo e na neurotoxicidade, o que pode contribuir para alterações comportamentais e outros sintomas.[136] Além disso, a presença de corantes alimentares pode alterar a microbiota intestinal, levando à disbiose, o que pode exacerbar ainda mais a sensibilidade em indivíduos susceptíveis. [137]

PREVALÊNCIA

A prevalência da sensibilidade aos corantes alimentares é difícil de quantificar devido à variabilidade das respostas individuais e à falta de critérios de diagnóstico padronizados. No entanto, estudos sugerem que uma percentagem notável da população pode sofrer reacções adversas aos corantes alimentares, particularmente em crianças, que são mais propensas a exibir hiperatividade e problemas comportamentais ligados a corantes artificiais.[138] Por exemplo, a investigação indica que certos corantes alimentares, tais como a tartrazina e o amarelo-sol, são frequentemente referidos como desencadeadores de reacções adversas, com alguns estudos a estimarem que até 10% das crianças podem ser sensíveis a estes aditivos. [139]

SINTOMAS

Os sintomas da sensibilidade aos corantes alimentares podem variar muito e podem incluir distúrbios gastrointestinais, reacções cutâneas (como a urticária), problemas respiratórios e sintomas neurocomportamentais, incluindo hiperatividade e alterações de humor.[135][138] Em alguns casos, os indivíduos podem sofrer reacções anafiláticas, embora estas sejam menos comuns em comparação com outras alergias alimentares.[137] A variabilidade dos sintomas pode complicar a identificação da sensibilidade aos corantes alimentares, uma vez que as reacções podem sobrepor-se a outras condições, como alergias ou intolerâncias alimentares.[135]

DIAGNÓSTICO

O diagnóstico da sensibilidade aos corantes alimentares é um desafio devido à falta de testes específicos e à natureza subjectiva dos sintomas. Os médicos baseiam-se normalmente em histórias detalhadas dos doentes e em dietas de eliminação para identificar potenciais factores desencadeantes.[135] Os testes de provocação controlados, em que os corantes suspeitos são reintroduzidos na dieta sob supervisão médica, são considerados o método de diagnóstico mais fiável, mas não são habitualmente realizados devido a desafios logísticos.[140] Além disso, muitos profissionais de saúde podem não considerar os corantes alimentares como uma causa potencial dos sintomas, levando a um subdiagnóstico. [137]

GESTÃO

O tratamento da sensibilidade aos corantes alimentares envolve principalmente modificações na dieta. Os doentes são aconselhados a evitar alimentos que contenham os corantes que se sabe serem prejudiciais, os quais podem ser identificados através de um acompanhamento dietético cuidadoso e de estratégias de eliminação.[135] A formação sobre a leitura dos rótulos dos alimentos e a compreensão das listas de ingredientes é crucial para que os doentes possam lidar eficazmente com as suas sensibilidades. Em alguns casos, os profissionais de saúde podem recomendar uma dieta pobre em químicos alimentares, que restringe uma série de aditivos, incluindo corantes alimentares.[137] No entanto, a eficácia e segurança a longo prazo destas dietas requerem uma monitorização cuidadosa para evitar deficiências nutricionais. [140]

IMPLICAÇÕES DENTÁRIAS DA SENSIBILIDADE AOS CORANTES ALIMENTARES

A sensibilidade aos corantes alimentares surgiu como uma preocupação significativa tanto na saúde geral como na prática dentária. As implicações da sensibilidade aos corantes alimentares, particularmente no que diz respeito aos corantes azóicos, são multifacetadas, tendo impacto não só na saúde sistémica, mas também na saúde oral e nos materiais dentários.

Os corantes azóicos, normalmente utilizados em produtos alimentares, têm sido associados a reacções de hipersensibilidade, incluindo urticária e outras respostas alérgicas.[141] Sadowska et al. (2022) salientam que, embora a hipersensibilidade aos corantes azóicos seja comunicada pelos doentes, os casos confirmados através de testes orais são menos frequentes do que se pensa.[141] Esta discrepância sugere que muitos indivíduos podem atribuir sintomas aos corantes alimentares sem provas definitivas. Para além disso, a avaliação do risco destes corantes indica uma falta de estudos epidemiológicos abrangentes, o que complica a compreensão dos seus efeitos a longo prazo na saúde.[142] O potencial de interação entre vários aditivos alimentares, incluindo os corantes azóicos, levanta preocupações sobre a exposição cumulativa e as suas implicações para as reacções alérgicas. [142]

No contexto da saúde dentária, a utilização de corantes alimentares em produtos de higiene oral e materiais dentários pode provocar reacções alérgicas. Gawkrodger Gawkrodger (2005) refere que as alergias de contacto a corantes utilizados em materiais dentários podem levar a um desconforto oral significativo e a sintomas sistémicos.[143] Isto é particularmente relevante para os doentes com sensibilidades conhecidas, uma vez que podem ter reacções exacerbadas quando expostos a materiais dentários que contenham estes corantes. Além disso, a presença de alergénios em produtos de higiene oral, tal como discutido por Coimbra et al[144] , sublinha a necessidade de os profissionais de medicina dentária estarem conscientes do potencial de reatividade cruzada e de respostas alérgicas nos seus doentes.

As implicações da sensibilidade aos corantes alimentares estendem-se à gestão da saúde oral. Por exemplo, a síndrome de alergia oral (SAO) pode manifestar-se em pacientes com sensibilidade a determinados corantes alimentares, levando a reacções alérgicas localizadas na mucosa oral.[145] Esta síndrome é caracterizada por respostas alérgicas imediatas, que podem complicar os procedimentos dentários e o conforto do paciente. Além disso, a presença de corantes sintéticos em produtos alimentares tem sido associada a efeitos adversos para a saúde, incluindo hiperatividade e reacções alérgicas, particularmente em crianças.[146][147] Estes resultados requerem uma abordagem cautelosa à utilização de corantes alimentares em produtos consumidos por populações mais jovens, que podem ser mais susceptíveis a tais reacções.

Além disso, os produtos de degradação dos corantes alimentares podem representar riscos adicionais para a saúde. Brahim et al. (2018) [148] discutem como a degradação de certos corantes pode levar à libertação de subprodutos nocivos, que podem contribuir para vários problemas de saúde, incluindo alergias. Isto realça a importância de monitorizar a utilização de corantes alimentares e de garantir que os produtos dentários não contêm níveis nocivos destas substâncias.

SENSIBILIDADE AOS CONSERVANTES

INTRODUÇÃO

A sensibilidade aos conservantes é um tipo de intolerância alimentar caracterizada por reacções adversas a substâncias químicas adicionadas aos alimentos para prevenir a deterioração, realçar o sabor ou manter a cor. Estes conservantes podem ser sintéticos ou naturais e incluem compostos como sulfitos, benzoatos e nitratos.

DEFINIÇÃO E FISIOPATOLOGIA

A sensibilidade aos conservantes refere-se a reacções adversas não mediadas por IgE aos conservantes alimentares. A fisiopatologia destas reacções não está totalmente elucidada, mas acredita-se que determinados conservantes podem desencadear sintomas através de mecanismos como a irritação direta do trato gastrointestinal ou a modulação das respostas imunitárias.[149][150] Por exemplo, os sulfitos podem induzir broncoespasmo em indivíduos asmáticos, enquanto os benzoatos podem afetar os níveis de neurotransmissores, levando a alterações comportamentais em indivíduos sensíveis.[151][152] As reacções podem também envolver a libertação de histamina ou outros mediadores inflamatórios, embora não se enquadrem no modelo clássico de resposta alérgica. [153]

PREVALÊNCIA

A prevalência da sensibilidade aos conservantes não está bem documentada, em grande parte devido à sobreposição com outras sensibilidades alimentares e à falta de critérios de diagnóstico padronizados. No entanto, estima-se que um número significativo de indivíduos relata reacções adversas a conservantes, particularmente sulfitos e benzoatos.[152] Estudos sugerem que até 5% da população pode apresentar sintomas relacionados com a sensibilidade aos sulfitos, especialmente entre os asmáticos.[154] A prevalência de sensibilidade a outros conservantes, como nitratos e nitritos, é menos clara, mas é reconhecida como um problema potencial em certas populações. [155]

SINTOMAS

Os sintomas associados à sensibilidade aos conservantes podem variar muito e podem incluir distúrbios gastrointestinais (como náuseas e diarreia), reacções cutâneas (como urticária), problemas respiratórios (incluindo exacerbações de asma) e sintomas neurocomportamentais (como hiperatividade e alterações de humor).[156][157] Em alguns casos, os indivíduos podem ter reacções mais graves, como anafilaxia, embora isto seja raro.[158] A variabilidade dos sintomas pode complicar a identificação da sensibilidade aos conservantes, uma vez que as reacções podem sobrepor-se a outras condições, como alergias ou intolerâncias alimentares.[159]

DIAGNÓSTICO

O diagnóstico da sensibilidade aos conservantes é um desafio devido à falta de testes específicos e à natureza subjectiva dos sintomas. Normalmente, os médicos baseiam-se em histórias detalhadas dos doentes e em dietas de eliminação para identificar potenciais factores desencadeantes.[160] Os testes de provocação controlados, em que os conservantes suspeitos são reintroduzidos na dieta sob supervisão médica, são considerados o método de diagnóstico mais fiável, mas não são habitualmente realizados devido a desafios logísticos.[161] Além disso, muitos prestadores de cuidados de saúde podem não considerar os conservantes como uma causa potencial dos sintomas, o que leva a um subdiagnóstico. [162]

GESTÃO

O tratamento da sensibilidade aos conservantes envolve principalmente modificações na dieta. Os doentes são aconselhados a evitar alimentos que contenham conservantes agressores conhecidos, que podem ser identificados através de um acompanhamento dietético cuidadoso e de estratégias de eliminação.[163] A formação sobre a leitura dos rótulos dos alimentos e a compreensão das listas de ingredientes é crucial para que os doentes possam lidar eficazmente com as suas sensibilidades. Em alguns casos, os prestadores de cuidados de saúde podem recomendar uma dieta pobre em químicos alimentares, que restringe uma série de aditivos, incluindo conservantes.[164] No entanto, a eficácia e segurança a longo prazo destas dietas requerem uma monitorização cuidadosa para evitar deficiências nutricionais. [165]

IMPLICAÇÕES DENTÁRIAS DA SENSIBILIDADE AOS CONSERVANTES

A sensibilidade aos conservantes na prática dentária é uma preocupação significativa, particularmente no que diz respeito às suas implicações para a segurança do doente e para a eficácia do tratamento. Os materiais dentários, os anestésicos locais e vários produtos de higiene contêm frequentemente conservantes que podem provocar reacções alérgicas em indivíduos sensíveis. Os conservantes mais frequentemente implicados incluem o bissulfito e o benzoato de sódio, que são frequentemente utilizados em anestésicos locais e materiais dentários.[166][167] Estes conservantes podem provocar reacções de hipersensibilidade, que podem manifestar-se sob a forma de lesões orais, angioedema ou outras respostas alérgicas sistémicas. [168][169]

A investigação indica que os doentes com granulomatose orofacial (OFG), uma doença caracterizada por inchaço persistente dos lábios e da face, apresentam frequentemente uma sensibilidade acrescida aos conservantes alimentares e aos materiais dentários.[170] Por exemplo, estudos demonstraram que cerca de 80% dos doentes com OFG têm um historial de atopia, que inclui alergias a aditivos alimentares comuns, como os benzoatos.[170][171] Este facto sugere uma potencial ligação entre a sensibilidade aos conservantes e o desenvolvimento de condições inflamatórias orais, realçando a necessidade de uma avaliação cuidadosa do historial de alergias do doente antes dos procedimentos dentários.

Além disso, a prevalência de reacções alérgicas aos anestésicos locais, atribuída principalmente aos seus conservantes, varia significativamente. As estimativas sugerem que as reacções alérgicas ocorrem em aproximadamente 1 em 3.500 a 1 em 13.000 doentes nos países desenvolvidos.[166][167] No entanto, muitos casos notificados de alergias a anestésicos locais são frequentemente atribuídos de forma incorrecta ao próprio anestésico e não aos conservantes que contém.[168][173] Este diagnóstico incorreto pode levar a uma ansiedade desnecessária e à evicção dos cuidados dentários, uma vez que os doentes podem pensar que são alérgicos a medicamentos essenciais quando podem ser apenas sensíveis a aditivos específicos. [173]

A apresentação clínica da sensibilidade aos conservantes pode variar muito, desde uma irritação ligeira até reacções anafiláticas graves. Os sintomas podem incluir eritema, vesiculação e ulceração na cavidade oral, o que pode complicar o tratamento dentário e a gestão do doente.[174] Além disso, o impacto psicológico da perceção das alergias pode exacerbar a ansiedade do doente, levando à somatização, quando os doentes relatam reacções alérgicas que não são clinicamente comprovadas.[173] Este facto sublinha a importância de uma avaliação e educação exaustivas dos doentes relativamente à natureza das suas sensibilidades.

SENSIBILIDADE AO GLUTAMATO

INTRODUÇÃO

A sensibilidade ao glutamato é uma doença caracterizada por reacções adversas ao glutamato, um neurotransmissor excitatório comum no sistema nervoso central e um intensificador de sabor frequentemente utilizado em produtos alimentares. Esta sensibilidade pode levar a uma série de sintomas, particularmente em indivíduos que podem ter uma resposta aumentada ao glutamato devido a vários factores fisiológicos ou genéticos.

DEFINIÇÃO E FISIOPATOLOGIA

A sensibilidade ao glutamato refere-se a reacções adversas ao glutamato não mediadas por IgE, que podem ocorrer quando os mecanismos normais de regulação do glutamato são perturbados. A fisiopatologia envolve a sobreactivação dos receptores de glutamato, em particular os receptores N-metil-D-aspartato (NMDA), levando a excitotoxicidade e danos neuronais.[175] Em indivíduos sensíveis, o excesso de glutamato pode resultar num aumento da excitabilidade neuronal e da sensibilização central, o que pode contribuir para sintomas como a dor e perturbações cognitivas.[176] Esta sensibilidade acrescida pode também ser influenciada por factores genéticos que afectam os transportadores e receptores de glutamato, que podem alterar o metabolismo e a depuração do glutamato no cérebro. [177]

PREVALÊNCIA

A prevalência da sensibilidade ao glutamato não está bem definida, uma vez que é frequentemente subnotificada e pode sobrepor-se a outras doenças, como as intolerâncias alimentares e as perturbações neurológicas. Alguns estudos sugerem que um subgrupo da população, particularmente aqueles com doenças como enxaquecas ou síndrome do intestino irritável, pode apresentar sensibilidade ao glutamato.[170] No entanto, nao existem dados epidemiológicos abrangentes, o que torna difícil determinar a prevalência exacta desta sensibilidade na população em geral.

SINTOMAS

Os sintomas da sensibilidade ao glutamato podem variar muito e podem incluir dores de cabeça, perturbações gastrointestinais, alterações de humor e sintomas neurológicos, como ansiedade ou irritabilidade.[5] Em alguns casos, os indivíduos podem ter reacções mais graves, incluindo enxaquecas ou exacerbações de condições neurológicas existentes.[180] A variabilidade dos sintomas complica a identificação da sensibilidade ao glutamato, uma vez que as reacções podem sobrepor-se a outras sensibilidades relacionadas com os alimentos ou a condições psicológicas.[179]

DIAGNÓSTICO

O diagnóstico da sensibilidade ao glutamato é um desafio devido à falta de testes específicos e à natureza subjectiva dos sintomas. Normalmente, os médicos baseiam-se em histórias detalhadas dos doentes e em dietas de eliminação para identificar potenciais factores desencadeantes.[178] Os testes de provocação controlados, em que o glutamato é reintroduzido na dieta sob supervisão médica, são considerados o método de diagnóstico mais fiável, mas raramente são realizados devido a desafios logísticos.[178] Além disso, muitos prestadores de cuidados de saúde podem não considerar o glutamato como uma causa potencial dos sintomas, o que leva a um subdiagnóstico.[179]

GESTÃO

O tratamento da sensibilidade ao glutamato envolve principalmente modificações na dieta. Os doentes são aconselhados a evitar alimentos ricos em glutamato, como os que contêm glutamato monossódico (MSG), certos alimentos processados e produtos fermentados.[178] . A formação sobre a leitura dos rótulos dos alimentos e a compreensão das listas de ingredientes é crucial para que os doentes possam lidar eficazmente com as suas sensibilidades. Em alguns casos, os profissionais de saúde podem recomendar suplementos ou medicamentos que modulam os níveis de glutamato ou a atividade dos receptores, como a N-acetilcisteína (NAC) ou os antagonistas dos receptores NMDA, para ajudar a gerir os sintomas.[181] No entanto, a eficácia e a segurança a longo prazo destes tratamentos requerem mais investigação.

IMPLICAÇÕES DENTÁRIAS DA SENSIBILIDADE AO GLUTAMATO

A sensibilidade ao glutamato tem implicações significativas para a saúde dentária, particularmente no contexto da perceção da dor e da inflamação na polpa dentária. O glutamato, como neurotransmissor excitatório primário, desempenha um papel crucial na transmissão de sinais nociceptivos na polpa dentária e nos tecidos circundantes. A expressão de transportadores vesiculares de glutamato (VGLUTs) em aferentes dentários indica que o glutamato está envolvido na transmissão sináptica e na modulação da dor durante condições inflamatórias.

A investigação demonstrou que o VGLUT1 e o VGLUT2 são densamente expressos nos axónios pulpares, sugerindo que estes axónios utilizam o glutamato como neurotransmissor, especialmente durante as respostas inflamatórias.[182] Esta libertação de glutamato pode sensibilizar as aferências nociceptivas, levando a um aumento da perceção da dor. Por exemplo, estudos demonstraram que a aplicação de irritantes como o óleo de mostarda na polpa dentária resulta em níveis elevados de glutamato, que por sua vez sensibiliza os neurónios nociceptivos no corno dorsal medular, contribuindo para a sensibilização central.[183][184] Esta sensibilização é fundamental para compreender condições como a pulpite, em que os mediadores inflamatórios aumentam a sensibilidade das vias da dor dentária.[185]

Além disso, o papel do glutamato estende-se para além da neurotransmissão; também influencia as respostas vasculares na polpa dentária. Foi demonstrado que o glutamato actua como um agente vasoativo periférico, promovendo a vasodilatação e aumentando o fluxo sanguíneo em resposta a estímulos inflamatórios.[186] Esta resposta vascular é essencial para levar as células imunitárias ao local da inflamação e para o processo de cicatrização, mas também pode exacerbar a dor se não for devidamente regulada.

A interação entre o glutamato e os seus receptores na polpa dentária é ainda mais complicada pela presença de vários canais iónicos e receptores, incluindo os canais de potencial recetor transitório (TRP), que se sabe estarem envolvidos na transdução da dor.[185][187] As condições inflamatórias podem levar à regulação positiva destes canais, aumentando a sensibilidade dos aferentes da polpa dentária a estímulos mecânicos e térmicos, aumentando assim a perceção da dor.[188]

Para além disso, a influência do glutamato nas próprias células da polpa dentária não pode ser negligenciada. As células da polpa dentária expressam receptores de glutamato e as alterações nos níveis de glutamato extracelular podem afetar a sua função e diferenciação.[189] Esta interação pode ter implicações para o desenvolvimento de tratamentos dentários destinados a modular a dor e a inflamação.

ERROS GENÉTICOS OU INATOS DO METABOLISMO

INTRODUÇÃO

Os erros inatos do metabolismo (EIM) são um grupo de doenças genéticas causadas por mutações que afectam a função de enzimas envolvidas em vias metabólicas. Estes erros levam à acumulação de metabolitos tóxicos ou à deficiência de substâncias essenciais, resultando numa variedade de manifestações clínicas. As MIE podem ser classificadas em várias categorias, incluindo perturbações dos aminoácidos, acidemias orgânicas, perturbações da oxidação dos ácidos gordos e perturbações do metabolismo dos hidratos de carbono. [190][191]

FISIOPATOLOGIA

A fisiopatologia dos MEI é caracterizada por um bloqueio numa via metabólica devido a uma atividade enzimática deficiente ou ausente. Esta perturbação pode levar à acumulação de substratos que são normalmente metabolizados pela enzima afetada, resultando em efeitos tóxicos nas células e nos tecidos. Por exemplo, na fenilcetonúria (PKU), uma deficiência na fenilalanina hidroxilase leva a níveis elevados de fenilalanina, que podem causar danos neurológicos se não forem controlados.[192] Do mesmo modo, doenças como a doença da urina do xarope do ácer resultam da incapacidade de metabolizar os aminoácidos de cadeia ramificada, conduzindo a uma acumulação tóxica e a um grave comprometimento neurológico.[192][193]

PREVALÊNCIA

A prevalência de MEI varia consoante a população e a perturbação específica. Coletivamente, estima-se que a incidência das MIE seja de aproximadamente 1 em 800 a 1 em 1.000 nados-vivos, embora alguns estudos sugiram que a verdadeira prevalência possa ser mais elevada devido ao subdiagnóstico.[193][194] Certos MEI são mais comuns em populações com um historial de consanguinidade, como se verifica em algumas regiões fora do mundo ocidental.[190] Por exemplo, a deficiência de 3-metilcrotonil-CoA carboxilase é mais frequentemente diagnosticada nessas populações devido à maior probabilidade de herdar mutações recessivas.[190]

SINTOMAS

Os sintomas das MIE podem variar muito consoante a doença específica e a idade de início. As manifestações mais comuns incluem crises metabólicas, sintomas neurológicos (como convulsões, atrasos no desenvolvimento e deficiência intelectual), distúrbios gastrointestinais e atraso no crescimento em bebés.[192][194] Algumas MIE podem apresentar sintomas psiquiátricos, incluindo alterações comportamentais e perturbações do espetro do autismo, o que pode complicar o diagnóstico.[194][195] A apresentação clínica depende frequentemente da acumulação de metabolitos tóxicos e da via metabólica específica afetada. [192][196]

DIAGNÓSTICO

O diagnóstico das MEIs envolve normalmente uma combinação de avaliação clínica, testes bioquímicos e análise genética. Os programas de rastreio neonatal melhoraram significativamente a deteção precoce de muitos MEI através da utilização da espetrometria de massa em tandem para identificar níveis anormais de metabolitos.[197][193] Os testes genéticos podem confirmar o diagnóstico através da identificação de mutações específicas em genes associados a enzimas metabólicas.[198] No entanto, a complexidade e a heterogeneidade das MEIs podem levar a desafios no diagnóstico, particularmente para as formas de início tardio que podem apresentar-se na adolescência ou na idade adulta. [199]

GESTÃO

O tratamento dos MEIs é altamente individualizado e pode incluir modificações na dieta, suplementação e intervenções farmacológicas. Por exemplo, os doentes com PKU necessitam de uma dieta rigorosa com baixo teor de fenilalanina para evitar danos neurológicos.[200] Nos casos de acidemias orgânicas, podem ser necessárias restrições alimentares para limitar a ingestão de substratos específicos e, ao mesmo tempo, fornecer fontes alternativas de nutrição.[192] Além disso, algumas IEM podem beneficiar de uma terapia de substituição enzimática ou da utilização de moléculas de chaperona para melhorar a atividade enzimática residual.[12] A monitorização regular e os cuidados interdisciplinares são essenciais para gerir potenciais complicações e otimizar os resultados dos doentes.[193]

PERTURBAÇÕES DO METABOLISMO DOS HIDRATOS DE CARBONO

INTRODUÇÃO

As perturbações do metabolismo dos hidratos de carbono englobam uma série de doenças que afectam a capacidade do organismo para processar eficazmente os hidratos de carbono. Estas perturbações podem resultar de defeitos genéticos, desequilíbrios hormonais ou factores ambientais que perturbam o metabolismo normal dos hidratos de carbono, conduzindo a doenças como a diabetes mellitus, doenças do armazenamento do glicogénio e perturbações da tolerância à glicose. [202][203]

FISIOPATOLOGIA

A fisiopatologia das perturbações do metabolismo dos hidratos de carbono varia consoante a doença específica. Na diabetes mellitus, por exemplo, a resistência à insulina ou a produção insuficiente de insulina leva a níveis elevados de glucose no sangue (hiperglicemia). Esta situação pode resultar de uma predisposição genética, da obesidade e de factores relacionados com o estilo de vida.[204] Nas doenças de armazenamento do glicogénio, as mutações nos genes responsáveis pelas enzimas que sintetizam ou degradam o glicogénio levam a uma acumulação anormal de glicogénio nos tecidos, causando disfunção dos órgãos.[205] As vias metabólicas envolvidas no metabolismo dos hidratos de carbono incluem a glicólise, a gluconeogénese e a via das pentoses fosfato, que podem ser perturbadas nestas doenças. [206]

PREVALÊNCIA

A prevalência das perturbações do metabolismo dos hidratos de carbono varia muito em função da perturbação específica e da população estudada. Por exemplo, a diabetes mellitus tipo 2 é um problema de saúde pública significativo, afectando aproximadamente 9,3% da população mundial em 2019.[207] As doenças de armazenamento de glicogénio são mais raras, com uma prevalência estimada de 1 em 20 000 a 1 em 100 000 nados-vivos para tipos específicos.[208] De um modo geral, a prevalência crescente da obesidade e dos estilos de vida sedentários contribuiu para um aumento das doenças do metabolismo dos hidratos de carbono, em especial a diabetes de tipo 2.[204][207]

SINTOMAS

Os sintomas das perturbações do metabolismo dos hidratos de carbono podem variar significativamente consoante a doença específica, mas incluem normalmente hiperglicemia, fadiga, sede excessiva (polidipsia), micção frequente (poliúria) e visão turva no caso da diabetes mellitus.[202][203] Nas doenças de armazenamento de glicogénio, os sintomas podem incluir hipoglicemia, fraqueza muscular e aumento dos órgãos (hepatomegalia ou cardiomiopatia).[205] Além disso, os indivíduos com perturbações do metabolismo dos hidratos de carbono podem apresentar sintomas psicológicos, como depressão e ansiedade, especialmente em relação à gestão da sua doença. [209]

DIAGNÓSTICO

O diagnóstico de perturbações do metabolismo dos hidratos de carbono envolve, normalmente, uma combinação de avaliação clínica, testes bioquímicos e análise genética. As análises ao sangue para medir os níveis de glicose, a hemoglobina glicada (HbA1c) e os níveis de insulina são normalmente utilizadas para diagnosticar a diabetes e avaliar o controlo glicémico.[203][209] Para doenças de armazenamento de glicogénio, ensaios enzimáticos específicos e testes genéticos podem confirmar o diagnóstico.[208] Os testes orais de tolerância à glucose (OGTT) são também utilizados para avaliar o metabolismo da glucose e identificar tolerância à glucose diminuída ou diabetes. [203][207]

GESTÃO

A gestão das perturbações do metabolismo dos hidratos de carbono é altamente individualizada e pode incluir modificações da dieta, intervenções farmacológicas e alterações do estilo de vida. No caso da diabetes mellitus, as estratégias de gestão envolvem normalmente a monitorização da glicemia, alterações da dieta (como a contagem de hidratos de carbono) e medicamentos como a metformina ou a insulinoterapia.[210] Nos casos de doenças de armazenamento de glicogénio, o tratamento pode envolver ajustes na dieta para controlar a hipoglicemia e prevenir complicações, como refeições frequentes ricas em hidratos de carbono complexos.[208] A atividade física regular é também incentivada para melhorar a sensibilidade à insulina e a saúde metabólica geral.[207] O apoio psicológico e a educação sobre a doença são componentes essenciais de uma gestão abrangente, especialmente para indivíduos que enfrentam desafios relacionados com a sua doença. [209]

IMPLICAÇÕES DENTÁRIAS DAS PERTURBAÇÕES DO METABOLISMO DOS HIDRATOS DE CARBONO

Os distúrbios do metabolismo dos hidratos de carbono, incluindo condições como a diabetes mellitus e a síndrome metabólica, têm implicações significativas para a saúde oral, particularmente no desenvolvimento e progressão de doenças dentárias como a cárie e a doença periodontal. A relação entre o metabolismo dos hidratos de carbono e a saúde oral é multifacetada, envolvendo a interação entre hábitos alimentares, comunidades microbianas e condições de saúde sistémicas.

Os hidratos de carbono são uma fonte de energia primária para as bactérias orais, particularmente para o *Streptococcus mutans*, que é um agente patogénico chave na cárie dentária. Esta bactéria metaboliza os açúcares para produzir ácido lático, levando a uma diminuição do pH que promove a desmineralização do esmalte e a formação de cáries.[211][212][213] A presença de exopolissacarídeos (EPS) produzidos por estas bactérias contribui para a formação de um biofilme que pode manter um ambiente ácido, exacerbando o potencial cariogénico do microbioma oral.[211][213] Além disso, a ingestão elevada de açúcar está diretamente ligada a um risco acrescido de cáries dentárias, como evidenciado por numerosos estudos que demonstram uma relação causal entre o consumo de açúcar e a prevalência de cáries. [214]

Para além das cáries, as perturbações do metabolismo dos hidratos de carbono estão também associadas a doenças periodontais. A periodontite, caracterizada pela inflamação e destruição das estruturas de suporte dos dentes, tem sido associada a doenças sistémicas como a diabetes tipo 2 e a síndrome metabólica. Estas condições estão associadas a uma inflamação crónica de baixo grau, que pode exacerbar a inflamação dos tecidos periodontais.[215][216] A desregulação do metabolismo dos hidratos de carbono, particularmente em doentes diabéticos, pode levar a um aumento da suscetibilidade à doença periodontal devido a factores como níveis elevados de glicose no sangue e a formação de produtos finais de glicação avançada (AGEs), que contribuem para os danos nos tecidos e para a inflamação. [217]

Além disso, a resposta do microbioma oral à disponibilidade de hidratos de carbono pode influenciar tanto a cárie como a doença periodontal. Uma dieta rica em hidratos de carbono fermentáveis pode levar a mudanças na comunidade microbiana para um perfil mais patogénico, promovendo condições conducentes tanto à cárie como à doença periodontal.[218] Esta interação dinâmica realça a importância da gestão da dieta em indivíduos com distúrbios do metabolismo dos hidratos de carbono, uma vez que o controlo da ingestão de hidratos de carbono pode atenuar o risco de doenças orais. [214]

PERTURBAÇÕES DO METABOLISMO DAS PROTEÍNAS

INTRODUÇÃO

As perturbações do metabolismo das proteínas são um grupo de doenças genéticas caracterizadas por anomalias no metabolismo dos aminoácidos e das proteínas. Estas perturbações podem resultar de deficiências em enzimas específicas responsáveis pela síntese, degradação ou transporte de aminoácidos, levando à acumulação de metabolitos tóxicos ou à incapacidade de produzir proteínas essenciais. Exemplos comuns incluem a fenilcetonúria (PKU), a doença da urina do xarope do ácer (MSUD) e as perturbações do ciclo da ureia.

FISIOPATOLOGIA

A fisiopatologia das perturbações do metabolismo das proteínas envolve normalmente um defeito nas enzimas que catalisam as reacções no metabolismo dos aminoácidos. Por exemplo, na PKU, uma deficiência na fenilalanina hidroxilase impede a conversão da fenilalanina em tirosina, resultando em níveis elevados de fenilalanina que podem levar a danos neurológicos se não forem tratados. Na MSUD, uma deficiência no complexo alfa-cetoácido desidrogenase de cadeia ramificada leva à acumulação de aminoácidos de cadeia ramificada, que podem causar sintomas neurológicos graves. As perturbações do ciclo da ureia resultam de deficiências nas enzimas que facilitam a conversão de amoníaco em ureia, levando a hiperamonemia e a complicações neurológicas associadas.

PREVALÊNCIA

A prevalência das perturbações do metabolismo das proteínas varia consoante a doença específica e a população. Por exemplo, a PKU ocorre em aproximadamente 1 em 10.000 a 1 em 15.000 nados vivos nos Estados Unidos. A MSUD tem uma prevalência estimada de 1 em 185.000 nados-vivos, enquanto as perturbações do ciclo da ureia são menos comuns, com estimativas que variam de 1 em 30.000 a 1 em 70.000. A prevalência global dos erros inatos do metabolismo, incluindo as perturbações do metabolismo das proteínas, é de aproximadamente 1 em 800 a 1 em 1000 nados vivos.

SINTOMAS

Os sintomas das perturbações do metabolismo das proteínas podem variar muito consoante a perturbação específica e a idade de início. Os sintomas mais comuns incluem atrasos no desenvolvimento, deficiência intelectual, convulsões e problemas comportamentais em doenças como a PKU. Na MSUD, os sintomas podem incluir má alimentação, vómitos, letargia e uma urina caraterística com cheiro doce. As perturbações do ciclo da ureia apresentam-se frequentemente com hiperamonemia, levando a sintomas como vómitos, confusão e letargia, que podem progredir para coma se não forem tratadas rapidamente.

DIAGNÓSTICO

O diagnóstico das perturbações do metabolismo das proteínas envolve normalmente uma combinação de avaliação clínica, testes bioquímicos e análise genética. Os programas de rastreio neonatal melhoraram significativamente a deteção precoce de muitas perturbações do metabolismo das proteínas através da utilização da espetrometria de massa em tandem para identificar níveis anormais de aminoácidos e metabolitos. Os testes genéticos podem confirmar o diagnóstico através da identificação de mutações específicas em genes associados a enzimas metabólicas. Nos casos em que os sintomas se apresentam mais tarde na vida, uma história clínica pormenorizada e testes bioquímicos específicos são essenciais para o diagnóstico.

GESTÃO

A gestão das perturbações do metabolismo das proteínas é altamente individualizada e pode incluir modificações na dieta, suplementos e intervenções farmacológicas. Por exemplo, os indivíduos com PKU necessitam de uma dieta rigorosa com baixo teor de fenilalanina para evitar lesões neurológicas, frequentemente suplementada com tirosina. Na MSUD, as restrições dietéticas aos aminoácidos de cadeia ramificada são cruciais, e os protocolos de emergência para crises metabólicas podem envolver fluidos intravenosos e dextrose. As perturbações do ciclo da ureia podem exigir uma dieta restrita em proteínas, medicamentos absorventes de amoníaco e, em casos graves, um transplante hepático. A monitorização regular e os cuidados interdisciplinares são essenciais para gerir potenciais complicações e otimizar os resultados dos doentes.

IMPLICAÇÕES DENTÁRIAS DAS PERTURBAÇÕES DO METABOLISMO DAS PROTEÍNAS

Os distúrbios do metabolismo das proteínas, particularmente os erros inatos do metabolismo (EIM), apresentam desafios significativos nos cuidados dentários, especialmente para os doentes pediátricos. Estas doenças resultam de defeitos genéticos que perturbam as vias metabólicas normais, conduzindo a uma variedade de problemas de saúde sistémica e oral. Foram identificadas cerca de 400 doenças deste tipo, com uma incidência de 1 em cada 5000 nados vivos a nível mundial.[219] A gestão destas condições requer frequentemente uma abordagem multidisciplinar, incluindo a contribuição de dietistas metabólicos para equilibrar as necessidades nutricionais das crianças em crescimento com os potenciais efeitos adversos na saúde dentária. Por exemplo, a restrição proteica, embora necessária para o controlo metabólico, pode impedir o crescimento e o desenvolvimento normais, complicando assim as estratégias de cuidados dentários. [220]

As manifestações orais dos distúrbios do metabolismo das proteínas podem ser diversas e podem incluir hipoplasia do esmalte, cárie dentária e doença periodontal. A interação entre as perturbações metabólicas e a saúde oral é particularmente evidente em condições como as perturbações do ciclo da ureia, em que os distúrbios metabólicos podem levar a uma maior suscetibilidade a complicações dentárias. Por exemplo, em doentes com deficiência de argininosuccinic liase, a gestão da ingestão de proteínas é fundamental, especialmente no pós-operatório, para evitar a exacerbação dos desequilíbrios metabólicos.[221] Além disso, a relação entre as condições metabólicas sistémicas, como a diabetes mellitus, e a saúde oral está bem documentada. A diabetes pode levar à xerostomia e à alteração da composição salivar, o que, por sua vez, facilita o crescimento de bactérias cariogénicas e aumenta o risco de cárie dentária. [222][223]

O microbioma oral também desempenha um papel crucial nas implicações para a saúde dos distúrbios do metabolismo das proteínas. Certas bactérias orais estão envolvidas no metabolismo dos nitratos, que tem sido associado a melhores resultados em termos de saúde oral, como a redução das cáries e da inflamação gengival.[224] A perturbação do microbioma oral, muitas vezes devido ao uso de antibióticos ou a um mau controlo metabólico, pode afetar negativamente estes processos benéficos, levando a um aumento da doença dentária.[224] Além disso, foi demonstrado que o metaboloma salivar, que reflecte o estado metabólico do corpo, está correlacionado com as condições de saúde oral, indicando que os distúrbios metabólicos podem levar a alterações significativas nas comunidades microbianas orais e nas suas funções associadas. [225]

PERTURBAÇÕES DA OXIDAÇÃO DOS ÁCIDOS GORDOS

INTRODUÇÃO

As doenças da oxidação dos ácidos gordos (FAOD) são um grupo de doenças metabólicas hereditárias caracterizadas pela incapacidade do organismo para oxidar corretamente os ácidos gordos devido a deficiências em enzimas específicas envolvidas na via de β-oxidação mitocondrial. Estas doenças podem levar à acumulação de ácidos gordos e seus derivados, resultando em várias manifestações clínicas. [226][227]

FISIOPATOLOGIA

A fisiopatologia das FAOD envolve defeitos nas enzimas responsáveis pela decomposição dos ácidos gordos em acetil-CoA, que é essencial para a produção de energia. Os tipos mais comuns de FAOD incluem a deficiência de acil-CoA desidrogenase de cadeia média (MCADD), a deficiência de acil-CoA desidrogenase de cadeia muito longa (VLCADD) e a deficiência de 3-hidroxiacil-CoA desidrogenase de cadeia longa (LCHADD).[228][229] Nestas doenças, a β-oxidação deficiente leva à acumulação de acilcarnitinas e ácidos gordos livres no sangue, o que pode causar crises metabólicas, particularmente durante períodos de jejum ou de doença, quando o organismo depende da gordura para obter energia.[226][230] A acumulação destes metabolitos pode igualmente provocar efeitos tóxicos em vários órgãos, nomeadamente no fígado, no coração e nos músculos esqueléticos. [232][231]

PREVALÊNCIA

A prevalência das FAOD varia consoante a perturbação específica e a população. Por exemplo, a MCADD é uma das FAODs mais comuns, com uma incidência estimada de aproximadamente 1 em 10.000 a 1 em 20.000 nados-vivos em determinadas populações.[233][234] A VLCADD e a LCHADD são menos comuns, com incidências registadas de 1 em 40.000 e 1 em 100.000, respetivamente.[233][228] A introdução de programas alargados de rastreio neonatal aumentou as taxas de deteção destas perturbações, sugerindo que podem ser mais prevalentes do que se reconhecia anteriormente. [228][232]

SINTOMAS

Os sintomas das FAODs podem variar muito consoante a doença específica e a idade de início. As manifestações mais comuns incluem hipoglicemia hipocetótica, letargia, vómitos e convulsões, particularmente durante o jejum ou doença.[234][229] Em casos graves, os doentes podem apresentar cardiomiopatia, disfunção hepática ou crises metabólicas que podem levar ao coma ou à morte se não forem prontamente tratadas.[234][230] Alguns indivíduos podem permanecer assintomáticos até serem desencadeados por factores de stress, como o jejum prolongado ou a doença, o que dificulta o diagnóstico precoce [228][233]

DIAGNÓSTICO

O diagnóstico das FAOD envolve normalmente uma combinação de avaliação clínica, testes bioquímicos e análise genética. Os programas de rastreio neonatal utilizam frequentemente a espetrometria de massa em tandem para medir os níveis de acilcarnitina em amostras de sangue, permitindo a deteção precoce das FAOD.[236][228][233] Níveis elevados de acilcarnitinas específicas podem indicar deficiências em determinadas enzimas envolvidas na oxidação dos ácidos gordos. Os testes genéticos podem confirmar o diagnóstico através da identificação de mutações nos genes associados a estas doenças.[230][233] Em casos de suspeita de crises metabólicas, podem também ser realizados níveis de amoníaco no plasma e análises de ácidos orgânicos na urina. [226][230]

GESTÃO

O tratamento das FAODs é altamente individualizado e pode incluir modificações na dieta, suplementação e intervenções farmacológicas. Os doentes são frequentemente aconselhados a seguir uma dieta pobre em ácidos gordos de cadeia longa e rica em triglicéridos de cadeia média (TCM), que podem ser mais facilmente oxidados e constituem uma fonte de energia alternativa.[228][230] A suplementação com carnitina é também crucial para os doentes com deficiência primária de carnitina, uma vez que ajuda a facilitar o transporte de ácidos gordos para as mitocôndrias para oxidação.[234][235] Em casos de crises metabólicas, o tratamento imediato com glucose e fluidos intravenosos é essencial para estabilizar o doente.[236][228] A monitorização regular e os cuidados interdisciplinares são vitais para gerir potenciais complicações e otimizar os resultados dos doentes. [226][228]

IMPLICAÇÕES DENTÁRIAS DAS PERTURBAÇÕES DA OXIDAÇÃO DOS ÁCIDOS GORDOS

Os distúrbios da oxidação dos ácidos gordos (FAODs) representam um grupo de condições metabólicas caracterizadas pela oxidação deficiente dos ácidos gordos, levando a várias manifestações clínicas, incluindo défices energéticos e disfunção orgânica. As implicações dentárias destes distúrbios são significativas, particularmente devido aos seus efeitos na saúde geral e nos processos metabólicos que podem influenciar a saúde oral.

Os doentes com FAOD sofrem frequentemente crises metabólicas durante períodos de jejum ou de aumento das necessidades energéticas, o que pode levar a hipoglicemia e a outras complicações sistémicas.[234] Estes distúrbios metabólicos podem afetar indiretamente a saúde oral através da alteração dos hábitos alimentares, levando a um aumento do risco de cárie dentária e de doença periodontal. Por exemplo, as restrições dietéticas necessárias para gerir as FAODs, tais como dietas pobres em gordura, podem limitar a ingestão de nutrientes essenciais que são cruciais para a manutenção da saúde oral.[235] Além disso, a acumulação de ácidos gordos e dos seus metabolitos pode contribuir para a inflamação sistémica, que tem sido associada à doença periodontal. [236]

Além disso, tipos específicos de FAODs, como a deficiência de carnitina palmitoiltransferase, têm sido associados a disfunção hepática e colestase, o que pode complicar ainda mais a saúde oral.[235][237] O fígado desempenha um papel crucial no metabolismo dos nutrientes e qualquer deficiência pode levar a carências de vitaminas e minerais que são vitais para a manutenção de dentes e gengivas saudáveis. Por exemplo, o metabolismo da vitamina D e do cálcio pode ser perturbado, levando a um risco acrescido de problemas dentários, como a hipoplasia do esmalte e a osteoporose do maxilar. [238]

Os efeitos sistémicos dos FAODs também se estendem ao microbioma oral. As alterações no metabolismo dos ácidos gordos podem influenciar a composição das bactérias orais, conduzindo potencialmente à disbiose, que é um fator de risco conhecido para a cárie dentária e a doença periodontal.[240] A presença de ácidos gordos específicos na dieta pode afetar o crescimento de bactérias patogénicas na cavidade oral, complicando ainda mais a gestão da saúde oral em indivíduos com FAODs. [240]

DOENÇAS DE ARMAZENAMENTO DO GLICOGÉNIO

INTRODUÇÃO

As doenças de armazenamento de glicogénio (GSD) são um grupo de doenças metabólicas hereditárias caracterizadas pela acumulação anormal de glicogénio em vários tecidos devido a deficiências nas enzimas envolvidas na síntese ou degradação do glicogénio. Estas doenças podem afetar o fígado, os músculos e outros tecidos, conduzindo a uma série de manifestações clínicas. [241][242]

FISIOPATOLOGIA

A fisiopatologia das GSDs envolve deficiências enzimáticas específicas que perturbam o metabolismo normal do glicogénio. Por exemplo, na doença de armazenamento do glicogénio de tipo I (GSD-I), existe uma deficiência da glucose-6-fosfatase, que impede a conversão da glucose-6-fosfato em glucose, levando à acumulação de glicogénio no fígado e nos rins.[243][244] No tipo III (doença de Cori), a deficiência da enzima desramificadora do glicogénio resulta na acumulação de estruturas anormais de glicogénio.[245][246] A acumulação de glicogénio pode levar a hepatomegalia, fraqueza muscular e hipoglicemia, particularmente durante o jejum ou doença.[241][247]

PREVALÊNCIA

A prevalência de GSDs varia consoante o tipo específico e a população. Estima-se que a GSD-I ocorra em aproximadamente 1 em 100.000 a 1 em 200.000 nados vivos, enquanto a GSD-III tem uma incidência de cerca de 1 em 100.000.[245][248] Em geral, a incidência combinada de GSDs está estimada em cerca de 1 em 20.000 a 1 em 43.000 indivíduos, o que os torna um grupo raro de doenças metabólicas.[248][249] A prevalência pode ser mais elevada em determinadas populações devido a factores genéticos e à consanguinidade. [241]

SINTOMAS

Os sintomas das GSDs podem variar muito consoante a doença específica e a idade de início. As manifestações comuns incluem hepatomegalia, hipoglicemia, atraso no crescimento e fraqueza muscular. Na GSD-I, os sintomas apresentam-se normalmente entre os 3 e os 6 meses de idade e podem incluir acidose láctica e hiperlipidemia.[241][244] No GSD-III, os sintomas podem incluir intolerância ao exercício, cãibras musculares e mioglobinúria.[245][246] A gravidade dos sintomas pode variar significativamente, sendo que alguns indivíduos permanecem assintomáticos até serem desencadeados por factores de stress, como o jejum ou uma doença. [247]

DIAGNÓSTICO

O diagnóstico das GSDs envolve normalmente uma combinação de avaliação clínica, testes bioquímicos e análise genética. Os programas de rastreio neonatal utilizam frequentemente a espetrometria de massa em tandem para medir os níveis de metabolitos específicos e de acilcarnitinas, permitindo a deteção precoce de determinadas GSDs.[250][242] Os testes genéticos podem confirmar o diagnóstico através da identificação de mutações em genes associados a deficiências enzimáticas específicas.[249][243] A biópsia muscular também pode ser realizada para avaliar o conteúdo de glicogénio e a atividade enzimática nos casos em que o diagnóstico é incerto. [242][245]

GESTÃO

O tratamento dos GSDs é altamente individualizado e pode incluir modificações na dieta, suplementação e intervenções farmacológicas. No caso do GSD-I, o tratamento normalmente envolve a manutenção de níveis normais de glicose no sangue através da alimentação frequente com hidratos de carbono, incluindo amido de milho, e evitando o jejum prolongado.[244] No GSD-III, o controlo dietético pode incluir uma dieta rica em proteínas e refeições regulares para evitar a hipoglicemia.[245] Em alguns casos, pode ser considerada a terapia de substituição enzimática ou a terapia genética, embora estes tratamentos ainda estejam a ser investigados.[248][249] A monitorização regular e os cuidados interdisciplinares são essenciais para gerir potenciais complicações e otimizar os resultados dos doentes. [241][242]

IMPLICAÇÕES DENTÁRIAS DAS DOENÇAS DE ARMAZENAMENTO DO GLICOGÉNIO

As doenças de armazenamento de glicogénio (GSDs) são um grupo de doenças metabólicas hereditárias caracterizadas por deficiências nas enzimas responsáveis pelo metabolismo do glicogénio, levando à acumulação anormal de glicogénio em vários tecidos, incluindo o fígado e os músculos.[251][252][253] As implicações dentárias das GSDs são significativas, uma vez que estas doenças podem afetar a saúde periodontal, o desenvolvimento dentário e a higiene oral geral.

Uma das principais manifestações dentárias associadas às GSDs é a doença periodontal. Por exemplo, a GSD Tipo Ib tem sido especificamente associada ao aumento da inflamação periodontal e à perda de tecido, o que pode ser atribuído à neutropenia - uma complicação comum nesta doença.[254] A resposta inflamatória nos tecidos periodontais pode levar a uma destruição periodontal acelerada, tornando os doentes com GSD mais susceptíveis a doenças periodontais graves em comparação com a população em geral.[251][254] Além disso, os efeitos sistémicos das GSDs, tais como a desregulação metabólica e as deficiências imunitárias, podem exacerbar os problemas de saúde oral, complicando a gestão e o tratamento dentários. [252]

Para além disso, as manifestações orais das GSDs podem incluir cáries dentárias e hipoplasia do esmalte. Os distúrbios metabólicos causados pelas GSDs podem levar a alterações na composição da saliva, o que pode afetar o papel protetor da saliva contra o desenvolvimento de cáries.[251][252] Além disso, as deficiências nutricionais frequentemente observadas em doentes com GSDs, particularmente as relacionadas com o metabolismo dos hidratos de carbono, podem afetar o desenvolvimento dos dentes e a integridade das estruturas dentárias, levando a uma maior suscetibilidade à cárie dentária e a defeitos do esmalte. [251]

A gestão dos cuidados dentários em pacientes com GSD requer uma abordagem multidisciplinar, envolvendo tanto profissionais de medicina dentária como profissionais de saúde familiarizados com as implicações metabólicas destas doenças. Os check-ups dentários regulares e os cuidados preventivos são cruciais para mitigar o risco de doença periodontal e outros problemas de saúde oral.[251][253] Além disso, a compreensão do tipo específico de GSD e das suas complicações associadas pode orientar planos de tratamento dentário personalizados, assegurando que as necessidades únicas destes doentes são satisfeitas. [253]

ALERGIAS ALIMENTARES

INTRODUÇÃO

As alergias alimentares são reacções adversas imunomediadas que ocorrem quando o sistema imunitário do organismo identifica erradamente certas proteínas dos alimentos como sendo prejudiciais. Isto resulta na produção de anticorpos de imunoglobulina E (IgE), que desencadeiam sintomas alérgicos após a exposição subsequente ao alimento em causa.[255][256] As alergias alimentares podem manifestar-se de várias formas, incluindo reacções de hipersensibilidade imediata, que podem levar à anafilaxia, e reacções de tipo retardado, que podem envolver mecanismos não relacionados com a IgE. [256]

FISIOPATOLOGIA

A fisiopatologia das alergias alimentares envolve uma complexa interação entre a predisposição genética e os factores ambientais. Após a primeira exposição a um alergénio, o sistema imunitário produz anticorpos IgE específicos para esse alergénio. Após uma nova exposição, estes anticorpos IgE ligam-se aos mastócitos e basófilos, levando à libertação de histamina e outros mediadores inflamatórios.[256] Este processo resulta em vários sintomas alérgicos, que podem variar de ligeiros (como urticária e desconforto gastrointestinal) a graves (como anafilaxia).[255] Os mecanismos subjacentes às alergias alimentares podem também envolver a ativação das células T e a produção de citocinas, contribuindo para a resposta inflamatória. [255]

PREVALÊNCIA

A prevalência das alergias alimentares tem vindo a aumentar nos últimos anos, particularmente nos países desenvolvidos. Estima-se que aproximadamente 5-8% das crianças e 1-2% dos adultos nos Estados Unidos têm alergias alimentares.[257] Os alergénios mais comuns incluem amendoins, frutos secos, leite, ovos, trigo, soja, peixe e marisco.[258] A prevalência das alergias alimentares varia consoante a regiao e a população, sendo que determinadas alergias são mais comuns em grupos demográficos específicos. [257]

SINTOMAS

Os sintomas das alergias alimentares podem variar muito e podem incluir reacções cutâneas (como urticária e eczema), sintomas gastrointestinais (como vómitos e diarreia), sintomas respiratórios (como pieira e congestão nasal) e sintomas cardiovasculares (como hipotensão).[255] A anafilaxia é uma reação grave, com risco de vida, que pode ocorrer rapidamente e requer atenção médica imediata. Os sintomas de anafilaxia podem incluir dificuldade em respirar, inchaço da garganta, pulso rápido e perda de consciência. [258]

DIAGNÓSTICO

O diagnóstico das alergias alimentares envolve normalmente uma combinação da história do doente, exame físico e testes específicos. É essencial uma história detalhada dos sintomas e dos potenciais factores desencadeantes. Os testes cutâneos de puntura (SPT) e os testes séricos de IgE específica podem ajudar a identificar a sensibilização a alergénios específicos.[259][260] No entanto, o diagnóstico definitivo requer frequentemente uma prova alimentar oral, em que o alergénio suspeito é ingerido sob supervisão médica para observar eventuais reacções alérgicas.[255][260] É importante notar que nem todos os resultados positivos dos testes indicam uma alergia clínica, pois alguns indivíduos podem ter sensibilização sem apresentar sintomas. [258]

GESTÃO

O tratamento das alergias alimentares envolve, em primeiro lugar, evitar rigorosamente os alergénios identificados. Os doentes e os prestadores de cuidados devem ser instruídos na leitura dos rótulos dos alimentos e no reconhecimento de potenciais fontes de alergénios nos alimentos.[261] Em caso de exposição acidental, os indivíduos com historial de reacções graves devem ter consigo um auto-injetor de epinefrina (por exemplo, EpiPen) para tratar prontamente a anafilaxia.[258] A imunoterapia com alergénios está a ser explorada como uma potencial opção de tratamento para certas alergias alimentares, particularmente a alergia ao amendoim, mas ainda está a ser investigada.[262] A investigação em curso sobre biomarcadores e factores genéticos pode melhorar a compreensão e a gestão das alergias alimentares no futuro. [261][262]

ALERGIAS ALIMENTARES MEDIADAS POR IGE

INTRODUÇÃO

As alergias alimentares mediadas por IgE são respostas imunitárias que ocorrem quando o sistema imunitário do organismo identifica erradamente proteínas específicas dos alimentos como sendo prejudiciais. Isto leva à produção de anticorpos de imunoglobulina E (IgE), que desencadeiam reacções alérgicas após a exposição subsequente ao alimento agressor.[263] Estas reacções podem variar desde sintomas ligeiros até à anafilaxia grave e potencialmente fatal.

FISIOPATOLOGIA

A fisiopatologia das alergias alimentares mediadas por IgE envolve uma fase de sensibilização e uma fase efectora. Durante a fase de sensibilização, um indivíduo é exposto a um alergénio, levando à produção de anticorpos IgE específicos para esse alergénio. Estes anticorpos IgE ligam-se aos mastócitos e basófilos. Após a reexposição ao mesmo alergénio, o alergénio liga de forma cruzada a IgE ligada a estas células, resultando na degranulação e na libertação de histamina e de outros mediadores inflamatórios.[263][264] Este processo conduz aos sintomas clínicos associados às alergias alimentares, que podem afetar vários sistemas de órgãos, incluindo a pele, o trato gastrointestinal, o sistema respiratório e o sistema cardiovascular. [265]

PREVALÊNCIA

A prevalência de alergias alimentares mediadas por IgE tem vindo a aumentar, particularmente nos países desenvolvidos. Estima-se que aproximadamente 6-8% das crianças e cerca de 1-2% dos adultos nos Estados Unidos são afectados por alergias alimentares.[266] Os alergénios mais comuns incluem amendoim, frutos secos, leite, ovos, soja, trigo, peixe e marisco. A prevalência das alergias alimentares varia consoante a região, a idade e a população, sendo que determinadas alergias são mais comuns em grupos demográficos específicos. [265]

SINTOMAS

Os sintomas das alergias alimentares mediadas por IgE podem variar muito e podem incluir:

Sintomas cutâneos: Urticária, eczema ou angioedema.

Sintomas gastrointestinais: Náuseas, vómitos, dores abdominais e diarreia.

Sintomas respiratórios: Congestão nasal, espirros, pieira e dificuldade em respirar.

Sintomas cardiovasculares: Tonturas, batimentos cardíacos acelerados e hipotensão. [265]

Em casos graves, pode ocorrer anafilaxia, caracterizada por dificuldade em respirar, inchaço da garganta, uma queda rápida da tensão arterial e perda de consciência. [263]

DIAGNÓSTICO

O diagnóstico das alergias alimentares mediadas por IgE envolve normalmente uma combinação da história do doente, exame físico e testes específicos. É essencial uma história detalhada dos sintomas e dos potenciais factores desencadeantes. Os testes cutâneos de puntura (SPT) e os testes séricos de IgE específica podem ajudar a identificar a sensibilização a alergénios específicos.[266][267] No entanto, o diagnóstico definitivo requer frequentemente uma prova alimentar oral, em que o alergénio suspeito é ingerido sob supervisão médica para observar eventuais reacções alérgicas.[267] É importante notar que nem todos os resultados positivos dos testes indicam uma alergia clínica, pois alguns indivíduos podem ter sensibilização sem apresentar sintomas. [268]

GESTÃO

O tratamento das alergias alimentares mediadas por IgE envolve principalmente a evicção rigorosa dos alergénios identificados. Os doentes e os prestadores de cuidados devem ser instruídos na leitura dos rótulos dos alimentos e no reconhecimento de potenciais fontes de alergénios nos alimentos.[269] Em caso de exposição acidental, os indivíduos com um historial de reacções graves devem ter consigo um auto-injetor de epinefrina (por exemplo, EpiPen) para tratar prontamente a anafilaxia.[268] A imunoterapia com alergénios está a ser explorada como uma potencial opção de tratamento para certas alergias alimentares, em particular a alergia ao amendoim, mas ainda está a ser investigada.[270] A investigação em curso sobre biomarcadores e factores genéticos pode melhorar a compreensão e a gestão das alergias alimentares no futuro. [270]

IMPLICAÇÕES DENTÁRIAS DAS ALERGIAS ALIMENTARES MEDIADAS POR IGE

As alergias alimentares mediadas por IgE representam uma preocupação significativa para a saúde, particularmente nas populações pediátricas, com implicações que se estendem para além das reacções alérgicas imediatas, incluindo vários efeitos sistémicos. A fisiopatologia das alergias alimentares mediadas por IgE envolve a ativação do sistema imunitário, especificamente através da produção de anticorpos de imunoglobulina E (IgE) em resposta às proteínas alimentares. Esta resposta imunitária é caracterizada por uma resposta das células T-helper 2 (Th2), levando à ligação da IgE aos receptores Fcε nos mastócitos e basófilos, que subsequentemente libertam histamina e outros mediadores, resultando no rápido aparecimento de sintomas em vários sistemas de órgãos, incluindo a pele, o trato gastrointestinal e o sistema respiratório. [271][272]

As manifestações clínicas das alergias alimentares mediadas por IgE podem variar muito, englobando sintomas como urticária, distúrbios gastrointestinais (náuseas, vómitos, dor abdominal), problemas respiratórios (pieira, aperto na garganta) e, em casos graves, anafilaxia.[271]27[3][274] A prevalência destas alergias é notoriamente elevada, afectando aproximadamente 6-8% das crianças e 3-4% dos adultos nos países ocidentais, com uma tendência crescente observada nos últimos anos.[275][276] Este aumento da prevalência exige uma compreensão abrangente dos processos de diagnóstico envolvidos, que normalmente incluem uma história clínica pormenorizada, testes IgE específicos e, quando necessário, desafios alimentares orais para confirmar o diagnóstico. [273][274][276]

No contexto das implicações dentárias, os indivíduos com alergias alimentares mediadas por IgE podem apresentar manifestações orais, como a síndrome de alergia oral (SAO), que se caracteriza por sintomas localizados na cavidade oral, incluindo prurido e inchaço dos lábios, língua e garganta após a exposição a determinados alimentos.[277] Além disso, a gestão destas alergias envolve frequentemente restrições alimentares, que podem levar a deficiências nutricionais e afetar a saúde geral, incluindo a saúde oral. Por exemplo, as crianças com alergias alimentares podem ter uma variedade dietética limitada, o que pode levar a deficiências em nutrientes essenciais que são cruciais para a manutenção de dentes e gengivas saudáveis. [278][279]

Além disso, a carga psicológica associada à gestão das alergias alimentares, incluindo a ansiedade sobre a potencial exposição a alergénios, também pode afetar os comportamentos de saúde oral. As crianças e as suas famílias podem adotar estratégias de evitamento que podem inadvertidamente levar à negligência da higiene dentária ou de visitas regulares ao dentista, exacerbando ainda mais os problemas de saúde oral.[278][279] Por conseguinte, é essencial que os profissionais de medicina dentária estejam conscientes das implicações das alergias alimentares mediadas por IgE e que incorporem este conhecimento na sua prática, assegurando que os pacientes recebem cuidados abrangentes que abordam tanto a gestão das alergias como as necessidades de saúde oral.

ALERGIAS ALIMENTARES NÃO MEDIADAS POR ÍGEIS

INTRODUÇÃO

As alergias alimentares não mediadas por IgE são um subconjunto de alergias alimentares caracterizadas por respostas imunitárias que não envolvem anticorpos de imunoglobulina E (IgE). Em vez disso, estas reacções são tipicamente mediadas por outros mecanismos imunitários, como a ativação das células T, levando a respostas alérgicas retardadas.[280] Exemplos comuns incluem a síndrome da enterocolite induzida por proteínas alimentares (FPIES), a proctocolite alérgica e a esofagite eosinofílica (EoE). [281][282]

FISIOPATOLOGIA

A fisiopatologia das alergias alimentares não mediadas por IgE envolve uma interação complexa entre as proteínas alimentares e o sistema imunitário, resultando numa inflamação localizada, particularmente no trato gastrointestinal. Ao contrário das reacções mediadas por IgE, que ocorrem rapidamente após a exposição aos alergénios, as reacções não mediadas por IgE têm frequentemente um início tardio, com os sintomas a aparecerem horas ou mesmo dias após a ingestão.[282][283] Em condições como a FPIES, a resposta imunitária conduz à inflamação gastrointestinal e a sintomas como vómitos e diarreia, enquanto a EoE é caracterizada pela infiltração eosinofílica do esófago, causando disfagia e impactação alimentar. [281][282]

PREVALÊNCIA

A prevalência das alergias alimentares não mediadas por IgE varia, mas são geralmente menos comuns do que as alergias mediadas por IgE. As estimativas sugerem que as alergias alimentares não mediadas por IgE afectam aproximadamente 2-3% dos bebés e crianças pequenas.[283][285] A prevalência pode ser maior em populações específicas, particularmente entre aqueles com uma história familiar de atopia ou outras condições alérgicas.[284] O reconhecimento crescente destes distúrbios levou a dados de prevalência mais precisos, mas ainda são necessários estudos epidemiológicos abrangentes. [286][285]

SINTOMAS

Os sintomas das alergias alimentares não mediadas por IgE podem variar muito e são principalmente de natureza gastrointestinal. Os sintomas mais comuns incluem:

- Vómitos

- Diarreia

- Dor abdominal

- Não prosperar

- Irritabilidade em bebés. [281][283][285]

Nalguns casos, os sintomas podem também incluir manifestações cutâneas, como eczema ou dermatite, embora estas sejam menos comuns do que nas alergias mediadas por IgE.[284] A natureza tardia dos sintomas pode complicar o diagnóstico, uma vez que podem ser atribuídos a outras doenças gastrointestinais.

DIAGNÓSTICO

O diagnóstico de alergias alimentares não mediadas por IgE envolve normalmente uma combinação de avaliação clínica, historial alimentar e dietas de eliminação. É essencial um historial detalhado dos sintomas e dos potenciais desencadeadores alimentares. Ao contrário das alergias mediadas por IgE, os testes específicos de IgE não são úteis para o diagnóstico de alergias não mediadas por IgE.[281][283] O diagnóstico baseia-se frequentemente na resolução dos sintomas após a eliminação dos alergénios suspeitos da dieta, seguida de uma reintrodução controlada para observar a recorrência dos sintomas.[284][285] Em alguns casos, pode ser necessário efetuar uma endoscopia e uma biópsia para avaliar a infiltração eosinofílica em condições como a EoE. [286]

GESTÃO

O tratamento das alergias alimentares não mediadas por IgE envolve principalmente modificações na dieta. Os doentes são aconselhados a evitar os alimentos que desencadeiam os sintomas, o que pode exigir a orientação de um nutricionista para garantir a adequação nutricional.[281][283] Nos casos de FPIES, a gestão pode incluir a utilização de fórmulas hipoalergénicas e a reintrodução gradual de alimentos sob supervisão médica.[284][285] No caso da EoE, a terapia dietética pode envolver dietas de eliminação dirigidas a grupos alimentares específicos, frequentemente associadas a medicamentos como os inibidores da bomba de protões ou corticosteróides para reduzir a inflamação.[286][283] O acompanhamento e a monitorização regulares são essenciais para avaliar o crescimento e o estado nutricional, particularmente em bebés e crianças pequenas. [284][285]

IMPLICAÇÕES DENTÁRIAS DAS ALERGIAS ALIMENTARES NÃO MEDIADAS POR ÍGEIS

As alergias alimentares não mediadas por IgE representam uma categoria complexa e frequentemente sub-reconhecida de hipersensibilidade alimentar, com implicações significativas para a saúde dentária. Estas alergias incluem condições como a síndrome de enterocolite induzida por proteínas alimentares (FPIES), proctocolite alérgica e esofagite eosinofílica, que se manifestam através de respostas imunitárias retardadas que podem levar a inflamação crónica e sintomas gastrointestinais, em vez das reacções imediatas tipicamente associadas às alergias mediadas por IgE. [287][288][289]

As implicações dentárias das alergias alimentares não mediadas por IgE são multifacetadas. Os pacientes com estas alergias podem apresentar manifestações orais, tais como lesões da mucosa oral, gengivite e outras condições inflamatórias. Por exemplo, a esofagite eosinofílica, uma condição não mediada por IgE, pode levar a uma inflamação do esófago que também pode afetar a saúde oral, resultando em sintomas como dificuldade em engolir e desconforto oral.[290][291][289] Além disso, a inflamação crónica associada a estas alergias pode predispor os indivíduos para a doença periodontal devido aos mediadores inflamatórios libertados durante as reacções alérgicas. [287][289]

Além disso, as restrições dietéticas frequentemente necessárias para gerir as alergias alimentares não mediadas por IgE podem levar a deficiências nutricionais, o que pode afetar ainda mais a saúde oral. Por exemplo, as crianças com estas alergias podem ter uma ingestão limitada de nutrientes essenciais, como o cálcio e a vitamina D, que são cruciais para a manutenção de dentes e ossos saudáveis.[292][293] Além disso, o stress psicológico associado à gestão das alergias alimentares pode levar a comportamentos que afectam negativamente a higiene oral, tais como negligenciar os cuidados dentários regulares devido ao medo de reacções alérgicas. [294]

O diagnóstico e a gestão das alergias alimentares não mediadas por IgE requerem uma abordagem abrangente que inclui a gestão da dieta e a monitorização cuidadosa dos sintomas. Os desafios alimentares orais e as dietas de eliminação são frequentemente utilizados para identificar factores desencadeantes específicos.[295][296] Os dentistas devem estar cientes destas alergias e das suas implicações, uma vez que podem ter de adaptar os planos de tratamento para acomodar as restrições dietéticas e as necessidades de saúde oral dos doentes afectados. [297][298]

ALERGIAS ALIMENTARES MISTAS MEDIADAS POR IGE E NÃO IGE

INTRODUÇÃO

As alergias alimentares mistas mediadas por IgE e não IgE referem-se a reacções alérgicas a alimentos que envolvem tanto anticorpos de imunoglobulina E (IgE) como mecanismos imunitários não IgE. Este duplo mecanismo pode complicar a apresentação clínica e a gestão das alergias alimentares, uma vez que os doentes podem apresentar sintomas associados a ambos os tipos de respostas imunitárias.[299][300] Condições como a esofagite eosinofílica (EoE) exemplificam esta resposta mista, em que tanto as vias mediadas por IgE como as não mediadas por IgE contribuem para a resposta alérgica. [301]

FISIOPATOLOGIA

A fisiopatologia das alergias alimentares mistas envolve uma interação complexa entre as respostas imunitárias mediadas por IgE e não mediadas por IgE. Na componente mediada por IgE, a exposição a um alergénio leva à produção de anticorpos IgE específicos, que se ligam aos mastócitos e basófilos. Após a reexposição, a ligação cruzada destes anticorpos IgE desencadeia a degranulação e a libertação de histamina e outros mediadores inflamatórios, resultando em sintomas alérgicos imediatos.[302] Simultaneamente, o componente não mediado por IgE pode envolver a ativação de células T e a infiltração eosinofílica, levando a sintomas tardios e a inflamação crónica, particularmente no trato gastrointestinal.[303][304] Esta resposta mista pode complicar o quadro clínico, uma vez que os sintomas podem variar em termos de início e gravidade.

PREVALÊNCIA

A prevalência de alergias alimentares mistas mediadas por IgE e não IgE não está bem definida, mas é reconhecida como um subconjunto significativo de alergias alimentares. Os estudos sugerem que uma proporção considerável de doentes com esofagite eosinofílica também tem alergias alimentares mediadas por IgE, com estimativas que indicam que até 68% dos doentes com EoE podem ter concomitantemente alergias alimentares mediadas por IgE.[299] No geral, as alergias alimentares afectam aproximadamente 6-8% das crianças e 1-2% dos adultos, com apresentações mistas que contribuem para esta prevalência. [300][301]

SINTOMAS

Os sintomas de alergias alimentares mistas mediadas por IgE e não IgE podem ser diversos e podem incluir:

Sintomas mediados por IgE: Início rápido de urticária, inchaço, perturbações gastrointestinais (náuseas, vómitos), problemas respiratórios (pieira, dificuldade em respirar) e anafilaxia. [302][303]

Sintomas não mediados por IgE: Sintomas gastrointestinais tardios, como dor abdominal, diarreia e atraso no crescimento, particularmente em bebés e crianças pequenas.[304] A esofagite eosinofílica pode apresentar-se com disfagia, impactação de alimentos e dor esofágica. [305][303]

DIAGNÓSTICO

O diagnóstico de alergias alimentares mistas envolve normalmente uma combinação de avaliação clínica, historial alimentar e testes específicos. É essencial um historial completo dos sintomas e dos potenciais desencadeadores alimentares. Os testes cutâneos de puntura (SPT) e os testes séricos de IgE específica podem ajudar a identificar alergias mediadas por IgE, enquanto as dietas de eliminação seguidas de desafios alimentares orais são frequentemente utilizadas para diagnosticar alergias não mediadas por IgE.[306][307] Nos casos de esofagite eosinofílica, pode ser necessária uma endoscopia e uma biopsia para avaliar a infiltração eosinofílica e confirmar o diagnóstico.[305][302]

GESTÃO

O tratamento das alergias alimentares mistas mediadas por IgE e não IgE envolve principalmente modificações na dieta e evitar os alergénios identificados. Os doentes e os prestadores de cuidados devem ser instruídos na leitura dos rótulos dos alimentos e no reconhecimento de potenciais fontes de alergénios.[303][304] Em casos de reacções graves, os indivíduos devem ter consigo um auto-injetor de epinefrina (por exemplo, EpiPen) para tratamento de emergência de anafilaxia.[302] O tratamento dietético pode incluir dietas de eliminaçao dirigidas a grupos alimentares específicos, com uma monitorização cuidadosa para garantir a adequação nutricional.[308][305] Para a esofagite eosinofílica, o tratamento pode envolver terapia dietética, medicamentos como os inibidores da bomba de protões e corticosteróides para reduzir a inflamação.[307][309] O acompanhamento regular e os cuidados interdisciplinares são essenciais para gerir potenciais complicações e otimizar os resultados dos doentes. [300][301]

PAPEL DO DENTISTA PEDIÁTRICO

O papel dos dentistas pediátricos na gestão de várias sensibilidades e alergias alimentares é multifacetado, abrangendo a orientação dietética, a colaboração com os prestadores de cuidados de saúde e a adaptação das práticas dentárias para acomodar as necessidades únicas das crianças afectadas. Os dentistas pediátricos devem estar cientes de condições como as alergias alimentares, incluindo reacções mediadas por IgE e não IgE, bem como sensibilidades a determinados componentes alimentares.

Os dentistas pediátricos são frequentemente os primeiros profissionais de saúde a detetar sinais de sensibilidades e alergias alimentares durante os exames de rotina. Por exemplo, as crianças com alergias alimentares podem apresentar manifestações orais como inchaço, lesões ou outros sinais de desconforto que podem estar relacionados com a sua ingestão alimentar. A integração da saúde oral e da gestão da dieta é crucial, uma vez que uma saúde oral deficiente pode exacerbar os sintomas destas condições, conduzindo a um ciclo de desconforto e evitando os cuidados dentários necessários.

Além disso, os dentistas pediátricos desempenham um papel vital na colaboração interprofissional, trabalhando em conjunto com dietistas, alergistas e pediatras para criar planos de cuidados abrangentes para crianças com sensibilidades alimentares. Esta colaboração é essencial para garantir que as restrições alimentares não têm um impacto negativo na saúde oral. Por exemplo, as crianças com sensibilidade ao glúten podem necessitar de fontes alternativas de nutrição que não sejam cariogénicas, e os odontopediatras podem fornecer orientações sobre a manutenção da higiene oral, respeitando estas restrições dietéticas.

Além disso, a gestão de crianças com necessidades especiais de cuidados de saúde, incluindo as que sofrem de perturbações do espetro do autismo (PEA) ou de perturbações do processamento sensorial, exige que os dentistas pediátricos adaptem as suas abordagens. Estas crianças podem ter sensibilidades acrescidas a determinados alimentos ou texturas, o que pode complicar a sua gestão dietética e os cuidados de saúde oral. Podem ser utilizadas técnicas como a dessensibilização e estratégias de gestão comportamental para facilitar as consultas dentárias e melhorar o cumprimento das recomendações dietéticas.

Além disso, o papel do dentista pediátrico estende-se à educação das famílias sobre as implicações das sensibilidades alimentares na saúde oral. Por exemplo, as crianças com intolerância à lactose podem ter problemas dentários devido a alterações na dieta que levam a uma maior ingestão de açúcares de fontes alternativas. Ao fornecer educação sobre a relação entre a dieta e a saúde oral, os dentistas pediátricos podem capacitar as famílias para fazerem escolhas informadas que apoiem tanto as necessidades nutricionais como a saúde dentária.

Em conclusão, os dentistas pediátricos são essenciais para a gestão das sensibilidades e alergias alimentares nas crianças. O seu papel engloba a identificação precoce de manifestações orais, a colaboração interprofissional para cuidados abrangentes, a adaptação de práticas dentárias para crianças com necessidades especiais e a educação das famílias para a manutenção da saúde oral no meio de restrições alimentares. Esta abordagem holística é essencial para garantir que as crianças com sensibilidades alimentares recebem os cuidados dentários de que necessitam, ao mesmo tempo que gerem eficazmente os seus desafios alimentares.

CONCLUSÃO

Em conclusão, a gestão das hipersensibilidades e alergias alimentares em odontopediatria é um aspeto essencial da prestação de cuidados abrangentes às crianças. Os dentistas pediátricos estão numa posição única para identificar manifestações orais de alergias e sensibilidades alimentares, que podem afetar significativamente a saúde e o bem-estar geral da criança. A interação entre a saúde oral e as restrições alimentares necessita de uma abordagem colaborativa que envolva pediatras, alergologistas e dietistas, para garantir que as crianças recebem cuidados holísticos que respondem às suas necessidades dentárias e nutricionais. [310]

Além disso, a crescente prevalência de alergias e sensibilidades alimentares entre as crianças sublinha a importância de os dentistas pediátricos estarem bem informados sobre as mais recentes diretrizes e melhores práticas para a gestão destas condições. Isto inclui a compreensão das implicações de várias restrições dietéticas na saúde oral, tais como o potencial cariogénico de fontes alimentares alternativas e a necessidade de práticas de higiene oral adaptadas.[311] Os dentistas pediátricos também devem estar equipados para educar as famílias sobre a relação entre a dieta e a saúde oral, capacitando-as para tomar decisões informadas que promovam tanto a adequação nutricional como a higiene oral. [312]

Além disso, a integração da tecnologia, como a teleodontologia, surgiu como uma ferramenta valiosa na gestão de pacientes pediátricos com hipersensibilidades alimentares, particularmente durante tempos difíceis como a pandemia da COVID-19. Esta abordagem permite um envolvimento contínuo com as famílias, fornecendo orientações essenciais sobre higiene oral e gestão da dieta, ao mesmo tempo que minimiza o risco de exposição a alergénios em ambientes clínicos. [313][314]

Em última análise, o papel dos dentistas pediátricos vai para além dos cuidados dentários tradicionais, abrangendo um compromisso mais alargado com a saúde geral das crianças com hipersensibilidades e alergias alimentares. Ao promover a colaboração interdisciplinar, mantendo-se informado sobre a evolução das diretrizes dietéticas e utilizando tecnologias inovadoras, os dentistas pediátricos podem contribuir significativamente para melhorar a qualidade de vida das crianças que enfrentam estes desafios. [315][316]

REFERÊNCIAS

1. Levin M.E., Steinman H. Mimics of food allergy (2009) Current Allergy and Clinical Immunology, 22 (3), pp. 109 - 116.

2. Claen M. Immunological food hypersensitivities: Gastrointestinal manifestations in children and adolescents, 157 (10), pp. 1007 - 1018, DOI: 10.1007/s00112-009-2047-1

3. Martínez J.C., Lavrut J., Slullitel P. Classification of food allergy: generalities (2023) Revista Alergia Mexico, 70 (4), pp. 222 - 224 DOI: 10.29262/ram. v70i4.1330

4. Momtazmanesh S., Rezaei N. Hypersensitivity (2022) Encyclopedia of Infection and Immunity, 1, pp. 243 - 258. DOI: 10.1016/B978-0-12-818731-9.00032-X

5. Connors L., O'Keefe A., Rosenfield L., Kim H. Hipersensibilidade alimentar não mediada por IgE (2018) Alergia, Asma e Imunologia Clínica, 14, art. no. 56. DOI: 10.1186/s13223-018-0285-2

6. Molkhou P. Hipersensibilidade alimentar não mediada por IgE (2016) Revue Francaise d'Allergologie, 56 (2), pp. 76 - 83. DOI: 10.1016/j.reval.2015.10.010

7. Kleine-Tebbe J., Waßmann-Otto A., Mönnikes H. Food Allergy and Intolerance: Distinção, Definições e Delimitação (2016), 59 (6), pp. 705 - 722. DOI: 10.1007/s00103-016-2356-1

8. Despot R., Turkalj M., Miletić-Gospić A. Intolerância alimentar (2014) Paediatria Croatica, Suplemento, 58 (SUPPL. 1), pp. 248 - 252.

9. Vandenberghe-Durr S., Caubet J.-C., Spoerl D. Novas ferramentas no diagnóstico de reacções de hipersensibilidade alimentar: Para além de IgE e testes de puntura (2021) Revue Medicale Suisse, 17 (733), pp. 670 - 674.

10. B. M. J. Flokstra-de Blok, J. L. van der Velde, B. J. Vlieg Boerstra et al., "Health-related quality of life of food allergic patients measured with generic and disease-specific questionnaires," Allergy, vol. 65, no. 8, pp. 1031-1038, 2010.

11. Roehr C.C., Edenharter G., Reimann S., Ehlers I., Worm M., Zuberbier T., Niggemann B. Food allergy and non-allergic food hypersensitivity in children and adolescents (2004) Clinical and Experimental Allergy, 34 (10), pp. 1534 - 1541, Citado 234 vezes. DOI: 10.1111/j.1365-2222.2004.02080.

12. Young E., Stoneham M.D., Petruckevitch A., Barton J., Rona R. A population study of food intolerance (1994) The Lancet, 343 (8906), pp. 1127 - 1130 DOI: 10.1016/S0140-6736(94)90234-8

13. Venter C., Dean T. Prevalence of food hypersensitivity (2005) Food Science and Technology, 19 (2), pp. 31 - 34

14. Venter C., Pereira B., Grundy J., Clayton C.B., Arshad S.H., Dean T. Prevalence of sensitization reported and objectively assessed food hypersensitivity amongst six-year-old children: Um estudo de base populacional (2006) Paediatric Allergy and Immunology, 17 (5), pp. 356 - 363 DOI: 10.1111/j.1399-3038.2006.00428.

15. Majkowska-Wojciechowska B., Wardzyńska A., Łuczyńska M., Kowalski M.K., Makowska J., Kowalski M.L. Hipersensibilidade alimentar na população de crianças em idade escolar em Łódź - Resultados dos inquéritos "EuroPrevall" (2009) Alergia Astma Immunologia, 14 (1), pp. 35 - 44

16. Matsyura O., Besh L., Borysiuk O., Gutor T., Malska A., Kovalska O., Besh O., Sorokopud O., Vari S.G. Food Hypersensitivity in Children Aged 0-3 Years of the Lviv Region in Ukraine: Um estudo transversal (2022) Fronteiras em Pediatria, 9, art. no. 800331 DOI: 10.3389 / fped.2021.800331

17. Strinnholm A., Winberg A., West C., Hedman L., Rönmark E. Food hypersensitivity is common in Swedish schoolchildren, especially oral reactions to fruit and gastrointestinal reactions to milk (2014) Ata Paediatrica, International Journal of Paediatrics, 103 (12), pp. 1290 - 1296 DOI: 10.1111/apa.12772

18. Kaya A., Erkoçoğlu M., Civelek E., Çakir B., Kocabaş C.N. Prevalência de alergia alimentar mediada por IgE confirmada entre adolescentes na Turquia (2013) Alergia e Imunologia Pediátrica, 24 (5), pp. 456 - 462 DOI: 10.1111/pai.12097

19. Shek L.P.-C., Lee B.W. Food allergy in Asia (2006) Current Opinion in Allergy and Clinical Immunology, 6 (3), pp. 197 - 201 DOI: 10.1097/01.all.0000225160.52650.17

20. Marrugo J., Hernández L., Villalba V. Prevalence of self-reported food allergy in Cartagena (Colombia) population (2008) Allergologia et Immunopathologia, 36 (6), pp. 320 - 324. DOI: 10.1016/S0301-0546(08)75863-4

21. Suaini N.H.A., Loo E.X.-L., Peters R.L., Yap G.C., Allen K.J., Van Bever H., Martino D.J., Goh A.E.N., Dharmage S.C., Colega M.T., Chong M.F.F., Ponsonby A.-L., Tan K.H., Tang M.L.K., Godfrey K.M., Lee B.W., Shek L.P.-C., Koplin J.J., Tham E.H. As crianças de etnia asiática na Austrália têm maior risco de alergia alimentar e eczema de início precoce do que as de Singapura (2021) Allergy: Jornal Europeu de Alergia e Imunologia Clínica, 76 (10), pp. 3171 - 3182. DOI: 10.1111/all.14823

22. Loh W., Tang M.L.K. A epidemiologia da alergia alimentar no contexto global (2018) International Journal of Environmental Research and Public Health, 15 (9), art. no. 2043. DOI: 10.3390/ijerph15092043

23. Mahesh P.A., Kaleem Ullah M., Parthasarathi A. Allergic sensitization to foods in India and other Low-Middle-income countries (2023) Clinical and Experimental Allergy, 53 (7), pp. 739 - 750. DOI: 10.1111/cea.14300

24. Mahesh P.A., Wong G.W.K., Ogorodova L., Potts J., Leung T.F., Fedorova O., Holla A.D., Fernandez-Rivas M., Clare Mills E.N., Kummeling I., Versteeg S.A., Van Ree R., Yazdanbakhsh M., Burney P. Prevalence of food sensitization and probable food allergy among adults in India: O estudo EuroPrevall INCO (2016) Allergy: Jornal Europeu de Alergia e Imunologia Clínica, 71 (7), pp. 1010 - 1019. DOI: 10.1111/all.12868

25. Sehgal S., Gupta N., Dadha P., Nagarajan S., Gupta R., Verma M.J., Ibrahim K., Bilaver L.A., Warren C., Sachdev A., Nimmagadda S.R., Gupta R.S. Understanding the burden of food allergy among urban and rural school children from north India (2024) World Allergy Organization Journal, 17 (6), art. no. 100916. DOI: 10.1016/j.waojou.2024.100916

26. Laha A., Moitra S., Biswas H., Saha N.C., Podder S. Assessment of Co-Sensitization between Pollen and Food Allergen Sources among Bengali Population, West Bengal, India (2023) International Archives of Allergy and Immunology, 184 (2), pp. 161 - 170. DOI: 10.1159/000526707

27. Dey D., Ghosh N., Pandey N., Bhattacharya S.G. A hospital-based survey on food allergy in the population of Kolkata, India (2014) International Archives of Allergy and Immunology, 164 (3), pp. 218 - 221. DOI: 10.1159/000365629

28. Li J., Ogorodova L.M., Mahesh P.A., Wang M.H., Fedorova O.S., Leung T.F., Fernandez-Rivas M., Mills E.N.C., Potts J., Kummeling I., Versteeg S.A., van Ree R., Yazdanbakhsh M., Burney P.G.J., Wong G.W.K. Comparative Study of Food Allergies in Children from China, India, and Russia: The EuroPrevall-INCO Surveys (2020) Journal of Allergy and Clinical Immunology: In Practice, 8 (4), pp. 1349 - 1358.e16, Citado 71 vezes. DOI: 10.1016/j.jaip.2019.11.042

29. Camarero C., Camarero C., De La Hoz B., Mesa M. Food hypersensitivity in childhood: Definição, classificação e epidemiologia. História natural (2006) Revista Espanola de Pediatria, 62 (1), pp. 10 - 17

30. Venter C., Pereira B., Voigt K., Grundy J., Clayton C.B., Higgins B., Arshad S.H., Dean T. Prevalence and cumulative incidence of food hypersensitivity in the first 3 years of life

(2008) Allergy: European Journal of Allergy and Clinical Immunology, 63 (3), pp. 354 - 359, DOI:10.1111/j.13989995.2007. 01570.x

31. Venter C., Patil V., Grundy J., Glasbey G., Twiselton R., Arshad S.H., Dean T. Prevalência e incidência cumulativa de hipersensibilidade alimentar nos primeiros 10 anos de vida (2016) Paediatric Allergy and Immunology, 27 (5), pp. 452 - 458, DOI: 10.1111/pai.12564

32. Winberg A., Strinnholm A., Hedman L., West C.E., Perzanowski M.S., Rönmark E. Alta incidência e remissão de hipersensibilidade alimentar relatada em crianças suecas acompanhadas de 8 a 12 anos de idade - Um estudo de coorte de base populacional (2014) Clinical and Translational Allergy, 4 (1), art. no. 32, DOI: 10.1186/2045-7022-4-32

33. Lomidze N., Abramidze T., Gotua T., Dolidze N., Gotua M. Sensitization pattern and clinical pecularities of food allergy in Georgia (2016) Georgian medical news, (253), pp. 72 - 77.

34. Comberiati P., Spahn J., Peroni D.G. Anaphylaxis in adolescents (2019) Current Opinion in Allergy and Clinical Immunology, 19 (5), pp. 425 - 431, DOI: 10.1097/ACI.0000000000000572

35. Tedner SG, Asarnoj A, Thulin H, Westman M, Konradsen JR, Nilsson C. Food allergy and hypersensitivity reactions in children and adults-A review. J Intern Med. 2022 Mar;291(3):283-302. doi: 10.1111/joim.13422. Epub 2021 Dez 22. PMID: 34875122.

36. Land MH, Kim EH, Burks AW. Dessensibilização oral para hipersensibilidade alimentar. Immunol Allergy Clin North Am. 2011 maio;31(2):367-76, xi. Doi: 10.1016/j.iac.2011.02.008. PMID: 21530825; PMCID: PMC3111958.

37. Turnbull J.L., Adams H.N., Gorard D.A. Artigo de revisão: The diagnosis and management of food allergy and food intolerances. Aliment. Pharmacol. Ther. 2015; 41:3-25. Doi: 10.1111/apt.12984.

38. Lomer M.C. Artigo de revisão: A etiologia, o diagnóstico, os mecanismos e a evidência clínica da intolerância alimentar. Aliment. Pharmacol. Ther. 2015; 41:262-275. Doi: 10.1111/apt.13041.

39. Varjú P., Farkas N., Hegyi P., Garami A., Szabó I., Illés A., Solymár M., Vincze Á., Balaskó M., Pár G., et al. Low fermentable oligosaccharides, disaccharides, monosaccharides and polyols (FODMAP) diet improves symptoms in adults suffering from irritable bowel syndrome (IBS) compared to standard IBS diet: Uma meta-análise de estudos clínicos. PLoS ONE. 2017;12: e0182942. Doi: 10.1371/journal.pone.0182942.

40. Universidade de Monash A aplicação Low FODMAP da Universidade de Monash. [(acedido em 26 de abril de 2019)]; Disponível em linha: http://www.med.monash.edu/cecs/gastro/fodmap/

41. Staudacher H.M., Lomer M.C.E., Farquharson F.M., Louis P., Fava F., Franciosi E., Scholz M., Tuohy K.M., Lindsay J.O., Irving P.M., et al. Diet Low in FODMAPs Reduces Symptoms in Patients with Irritable Bowel Syndrome and Probiotic Restores Bifidobacterium Species: A Randomized Controlled Trial. Gastroenterology. 2017; 153:936-947. Doi: 10.1053/j.gastro.2017.06.010.

42. Tan V.P. The low-FODMAP diet in the management of functional dyspepsia in East and Southeast Asia. J. Gastroenterol. Hepatol. 2017; 32:46-52. Doi: 10.1111/jgh.13697.

43. Ong D.K., Mitchell S.B., Barrett J.S., Shepherd S.J., Irving P.M., Biesiekierski J.R., Smith S., Gibson P.R., Muir J.G. Manipulation of dietary short chain carbohydrates alters the pattern of gas production and genesis of symptoms in irritable bowel syndrome. J. Gastroenterol. Hepatol. 2010; 25:1366-1373. Doi: 10.1111/j.1440-1746.2010. 06370.x

44. Murray K., Wilkinson-Smith V., Hoad C., Costigan C., Cox E., Lam C., Marciani L., Gowland P., Spiller R.C. Differential Effects of FODMAPs (Fermentable Oligo-, Di-, Mono-Saccharides and Polyols) on Small and Large Intestinal Contents in Healthy Subjects Shown by MRI. Am. J. Gastroenterol. 2013; 109:110-119. doi: 10.1038/ajg.2013.386.

45. Mattar R, de Campos Mazo DF, Carrilho FJ. Intolerância à lactose: diagnóstico, fatores genéticos e clínicos. Clin Exp Gastroenterol. 2012; 5:113-21.

46. Di Stefano M, Miceli E, Mazzocchi S, Tana P, Moroni F, Corazza GR. Sintomas de hipersensibilidade e intolerância visceral na malabsorção de lactose. Neurogastroenterol Motil. 2007 Nov;19(11):887-95.

47. Mobassaleh M, Montgomery RK, Biller JA, Grand RJ. Development of carbohydrate absorption in the fetus and neonate (Desenvolvimento da absorção de hidratos de carbono no feto e no recém-nascido). Pediatrics. 1985 Jan;75(1 Pt 2):160-6.

48. Heyman MB, Comité de Nutrição. Lactose intolerance in infants, children, and adolescents (Intolerância à lactose em bebés, crianças e adolescentes). Pediatrics. 2006 Sep;118(3):1279-86.

49. Bayless TM, Rothfeld B, Massa C, Wise L, Paige D, Bedine MS. Lactose and milk intolerance: clinical implications. N Engl J Med. 1975 May 29;292(22):1156-9.50. Choi YK, Johlin FC, Jr, Summers RW, Jackson M, Rao SS. Fructose intolerance: an under-recognized problem (Intolerância à frutose: um problema pouco reconhecido). Am J Gastroenterol. 2003; 98:1348-53.

51. Choi YK, Kraft N, Zimmerman B, Jackson M, Rao SS. Fructose intolerance in IBS and utility of fructose-restricted diet. J Clin Gastroenterol. 2008; 42:233-8.

52. Putkonen L, Yao CK, Gibson PR. Fructose malabsorption syndrome. Curr Opin Clin Nutr Metab Care. 2013; 16:473-7.

53. Rao SS, Attaluri A, Anderson L, Stumbo P. Ability of the normal human intestine to absorb fructose: evaluation by breath testing. Clin Gastroenterol Hepatol. 2007; 5:959-63. A dose para o teste respiratório da má absorção de frutose é determinada neste estudo de dose-resposta em voluntários normais.

54. Gibson PR, Newnham E, Barrett JS, Shepherd SJ, Muir JG. Review article: fructose malabsorption and the bigger picture. Aliment Pharmacol Ther. 2007; 25:349-63.

55. Barrett JS, Gibson PR. Fructose and lactose testing. Aust Fam Physician. 2012; 41:293-6.

56. Gwee KA. Síndrome do intestino irritável nos países em desenvolvimento - um distúrbio da civilização ou da colonização? Neurogastroenterol. Motil. 2005; 17:317-324.

57. Hungin AP, Whorwell PJ, Tack J, Mearin F. The prevalence, patterns and impact of irritable bowel syndrome: an international survey of 40,000 subjects. Aliment. Pharmacol. Ther. 2003; 17:643-650.

58. Yarandi SS, Nasseri-Moghaddam S, Mostajabi P, Malekzadeh R. Overlapping gastroesophageal reflux disease and irritable bowel syndrome: increased dysfunctional symptoms. World J. Gastroenterol. 2010; 16:1232-1238.

59. Janssens KA, Zijlema WL, Joustra ML, Rosmalen JG. Mood and anxiety disorders in chronic fatigue syndrome, fibromyalgia, and irritable bowel syndrome: results from the LifeLines Cohort study. Psychosom. Med. 2015; 77:449-457.

60. Saito YA, et al. Familial aggregation of irritable bowel syndrome: a family case-control study. Am. J. Gastroenterol. 2010; 105:833-841.

61. Koloski NA, et al. Identification of early environmental risk factors for irritable bowel syndrome and dyspepsia. Neurogastroenterol. Motil. 2015; 27:1317-1325.

62. Halmos E.P., Power V.A., Shepherd S.J., Gibson P.R., Muir J.G. A Diet Low in FODMAPs Reduces Symptoms of Irritable Bowel Syndrome. Gastroenterologia. 2014; 146:67-75. Doi: 10.1053/j.gastro.2013.09.046.

63. Schumann D., Klose P., Lauche R., Dobos G., Langhorst J., Cramer H. Low FODMAP Diet in the Treatment of Irritable Bowel Syndrome: A Systematic Review and Meta-Analysis. Nutrition. 2018; 45:24-31. Doi: 10.1016/j.nut.2017.07.004.

64. Yarova, Reni & Nedyalkova, Tsanka & Shentov, Petar & Chengolova, Zlatina. (2021). Intolerância à lactose e saúde oral.

65. Leszczyszyn, Anna & Hnitecka, Sylwia & Dominiak, Marzena. (2021). A deficiência de vitamina D3 pode influenciar o desenvolvimento da má oclusão? Nutrientes. 13. 2122. 10.3390/nu13062122.

66. Rocco, Alba & Compare, Debora & Sgamato, Costantino & Martino, Alberto & Simone, Luca & Coccoli, Pietro & Melone, Maria & Nardone, Gerardo. (2021). Desafios orais cegos com lactose e placebo diagnosticam com precisão a intolerância à lactose: Um estudo da vida real. Nutrientes. 13. 1653. 10.3390/nu13051653.

67. Ntonenko, Olga & Bryk, G & Brito, Gícia & Pellegrini, Gretel & Zeni, Susana. (2014). Saúde bucal em mulheres jovens com baixo estado nutricional de cálcio e vitamina D. Clinical oral investigations. 19. 10.1007/s00784-014-1343-x.

68. Theobald, Hannah. (2005). Dietary calcium and health. Boletim de Nutrição. 30. 237 - 277. 10.1111/j.1467-3010.2005.00514. x.

69. Elli, L., Tomba, C., Branchi, F., Roncoroni, L., Lombardo, V., Bardella, M., ... & Buscarini, E. (2016). Evidências para a presença de sensibilidade ao glúten não celíaca em pacientes com sintomas gastrointestinais funcionais: resultados de um desafio multicêntrico randomizado duplo-cego controlado por placebo com glúten. Nutrientes, 8(2), 84. https://doi.org/10.3390/nu8020084

70. Potter, M., Walker, M., & Talley, N. (2017). Sensibilidade não celíaca ao glúten ou ao trigo: doença emergente ou diagnóstico incorreto? The Medical Journal of Australia, 207(5), 211-215. https://doi.org/10.5694/mja17.00332

71. Leonard, M. e Vasagar, B. (2014). A nossa perspetiva sobre as doenças relacionadas com o glúten. Gastroenterologia Clínica e Experimental, 25. https://doi.org/10.2147/ceg.s54567

72. Sergi, C., Villanacci, V., & Carroccio, A. (2021). Sensibilidade não celíaca ao trigo: racionalidade e irracionalidade de uma dieta sem glúten em indivíduos afetados por doença não celíaca: uma revisão. BMC Gastroenterology, 21(1). https://doi.org/10.1186/s12876-020-01568-6

73. Zevallos, V., Raker, V., Tenzer, S., Jimenez-Calvente, C., Ashfaq-Khan, M., Rüssel, N., ... & Schuppan, D. (2017). Os inibidores nutricionais da amilase-tripsina do trigo promovem a inflamação intestinal por meio da ativação de células mieloides. Gastroenterologia, 152 (5), 1100-1113.e12. https://doi.org/10.1053/j.gastro.2016.12.006

74. Shah, A., Kang, S., Talley, N., Do, A., Walker, M., Shanahan, E., ... & Holtmann, G. (2022). O microbioma associado à mucosa duodenal, função sensorial visceral, ativação imunológica e comorbidades psicológicas em distúrbios gastrointestinais funcionais com e sem sensibilidade auto-relatada ao trigo não celíaco. Gut Microbes, 14(1). https://doi.org/10.1080/19490976.2022.2132078

75. Potter, M., Jones, M., Walker, M., Koloski, N., Keely, S., Holtmann, G., ... & Ac, N. (2020). Incidência e prevalência de sensibilidade ao trigo não celíaca auto-relatada e prevenção de glúten na Austrália. The Medical Journal of Australia, 212(3), 126-131. https://doi.org/10.5694/mja2.50458

76. Potter, M., Walker, M., Jones, M., Koloski, N., Keely, S., & Talley, N. (2018). Intolerância ao trigo e sintomas gastrointestinais crônicos em um estudo australiano de base populacional: associação entre sensibilidade ao trigo, doença celíaca e distúrbios gastrointestinais funcionais. The American Journal of Gastroenterology, 113(7), 1036-1044. https://doi.org/10.1038/s41395-018-0095-7

77. Aziz, I. (2018). O fenómeno global da sensibilidade ao trigo auto-relatada. The American Journal of Gastroenterology, 113(7), 945-948. https://doi.org/10.1038/s41395-018-0103-y

78. Dhoble, P., Abraham, P., Desai, D., Joshi, A., Gupta, T., Doctor, S., ... & Basavanna, R. (2021). Sensibilidade ao trigo auto-relatada na síndrome do intestino irritável e indivíduos saudáveis: prevalência de marcadores celíacos e resposta à dieta sem trigo. Journal of Neurogastroenterology and Motility, 27(4), 596-601. https://doi.org/10.5056/jnm20086

79. Catassi, C., Alaedini, A., Bojarski, C., Bonaz, B., Bouma, G., Carroccio, A., ... & Sanders, D. (2017). A área de sobreposição da sensibilidade ao glúten não celíaca (ncgs) e da síndrome do intestino irritável sensível ao trigo (ibs): uma atualização. Nutrients, 9(11), 1268. https://doi.org/10.3390/nu9111268

80. Carroccio, A., Mansueto, P., D'Alcamo, A., & Iacono, G. (2013). Sensibilidade não celíaca ao trigo como condição alérgica: experiência pessoal e revisão narrativa. The American Journal of Gastroenterology, 108(12), 1845-1852. https://doi.org/10.1038/ajg.2013.353

81. Barone, M., Gemello, E., Viggiani, M., Cristofori, F., Renna, C., Iannone, A., ... & Francavilla, R. (2020). Avaliação da sensibilidade ao glúten não celíaco em pacientes com diagnóstico prévio de síndrome do intestino irritável: um ensaio cruzado randomizado duplo-cego controlado por placebo. Nutrientes, 12(3), 705. https://doi.org/10.3390/nu12030705

82. Tanveer, M. e Ahmed, A. (2019). Sensibilidade ao glúten não celíaca: uma revisão sistemática. Journal of College of Physicians and Surgeons Pakistan, 29(1), 51-57. https://doi.org/10.29271/jcpsp.2019.01.51

83. Molina-Infante, J., Santolaria, S., Sanders, D., & Fernández-Bañares, F. (2015). Revisão sistemática: sensibilidade ao glúten não celíaca. Alimentary Pharmacology & Therapeutics, 41(9), 807-820. https://doi.org/10.1111/apt.13155

84. Balakireva, A. e Zamyatnin, A. (2016). Propriedades da intolerância ao glúten: estrutura do glúten, evolução, patogenicidade e capacidade de desintoxicação. Nutrientes, 8(10), 644. https://doi.org/10.3390/nu8100644

85. Cabrera-Chávez, F., Granda-Restrepo, D., Arámburo-Gálvez, J., Franco-Aguilar, A., Magaña-Ordorica, D., Vergara-Jimenez, M., ... & Ontiveros, N. (2016). Prevalência auto-relatada de distúrbios relacionados ao glúten e adesão à dieta sem glúten na população adulta colombiana. Gastroenterology Research and Practice, 2016, 1-8. https://doi.org/10.1155/2016/4704309

86. Montemurro, M., Pontonio, E., & Rizzello, C. (2021). Projeto de um pão sem glúten "clean-label" para atender à demanda dos consumidores. Foods, 10(2), 462. https://doi.org/10.3390/foods10020462

87. Cartee, A. K. e Murray, J. A. (2019). Doença celíaca e sensibilidade ao glúten não celíaca. Distúrbios Médicos Essenciais do Estômago e Intestino Delgado, 353-374. https://doi.org/10.1007/978-3-030-01117-8_17

88. Radlovic, N. (2023). Celiac disease - a comprehensive review. Srpski Arhiv Za Celokupno Lekarstvo, 151(11-12), 719-724. https://doi.org/10.2298/sarh230716098r

89. Tahiri, L., Azzouzi, H., Squalli, G., Abourazzak, F., & Harzy, T. (2014). Doença celíaca causando osteomalácia grave: uma associação ainda presente em Marrocos! Jornal Médico Pan-Africano, 19. https://doi.org/10.11604/pamj.2014.19.43.2757

90. Alhosain, D. e Kouba, L. (2020). Trombose arterial cerebral e do seio venoso concomitante revelando doença celíaca - um relato de caso e revisão da literatura. BMC Gastroenterology, 20(1). https://doi.org/10.1186/s12876-020-01483-w

91. Priyadarshini, S., Asghar, A., Shabih, S., & Kasireddy, V. (2022). Doença celíaca disfarçada de artralgia. Cureus. https://doi.org/10.7759/cureus.26387

92. Bashir, T. (2023). Relação entre diabetes tipo 1 e doença celíaca em crianças. PJMHS, 17(5), 594-596. https://doi.org/10.53350/pjmhs2023175594

93. Lebwohl, B. e Yom-Tov, E. (2019). Sintomas que despertam interesse na doença celíaca e na dieta sem glúten: análise de dados de termos de pesquisa na Internet. Journal of Medical Internet Research, 21(4), e13082. https://doi.org/10.2196/13082

94. Berry, A., Nakshabendi, R., Kanar, O., Abidali, H., Nakshabandi, A., Baltz, A., ... & Kwiatt, J. (2016). Disfagia como a única apresentação inicial da doença celíaca.

95. International Journal of Celiac Disease, 3(3), 108-109. https://doi.org/10.12691/ijcd-3-3-5

96. Barbero, E., McNally, S., Donohue, M., & Kagnoff, M. (2014). Barreiras que impedem o rastreamento sorológico da doença celíaca em populações de alta prevalência clínica. BMC Gastroenterology, 14(1). https://doi.org/10.1186/1471-230x-14-42

97. Putman, M., Haagensen, A., Neuringer, I., & Sicilian, L. (2017). Doença celíaca em pacientes com doença óssea relacionada à fibrose cística. Relatos de casos em endocrinologia, 2017, 1-3. https://doi.org/10.1155/2017/2652403

98. Martínez-Rodríguez, A., Loaiza-Martínez, D., Sánchez-Sánchez, J., Rubio-Arias, J., Alacid, F., Moya, M., ... & Marcos-Pardo, P. (2022). Efeitos psicológicos, fisiológicos e físicos do treinamento de resistência e dieta personalizada em mulheres celíacas. Fronteiras em Nutrição, 9. https://doi.org/10.3389/fnut.2022.838364

99. B, K., Herman, K., Kowalczyk-Zając, M., & Pytrus, T. (2014). Doença celíaca e seu impacto no estado de saúde bucal - revisão da literatura. Avanços em Medicina Clínica e Experimental, 23(5), 675-681. https://doi.org/10.17219/acem/37212

100. Rivera, E., Assiri, A., & Guandalini, S. (2013). Celiac disease. Oral Diseases, 19(7), 635-641. https://doi.org/10.1111/odi.12091

101. Cubas, V. (2023). Intolerância ao glúten e sua associação com distúrbios da pele: uma revisão narrativa. Cureus. https://doi.org/10.7759/cureus.44549

102. Fernandez-Feo, M., Wei, G., Blumenkranz, G., Dewhirst, F., Schuppan, D., Oppenheim, F., ... & Helmerhorst, E. (2013). O microbioma oral humano cultivável que degrada o glúten e suas implicações potenciais na doença celíaca e na sensibilidade ao glúten. Microbiologia Clínica e Infeção, 19(9), E386-E394. https://doi.org/10.1111/1469-0691.12249

103. Lee, G. (2023). Identificação e caraterísticas de crescimento de uma bactéria degradadora de glúten a partir de grãos de trigo para a produção de enzimas degradadoras de glúten. Microorganisms, 11(12), 2884. https://doi.org/10.3390/microorganisms11122884

104. Chugunov, A. (2023). Fighting celiac disease: improvement of ph stability of cathepsin 1 in vitro by computational design. International Journal of Molecular Sciences, 24(15), 12369. https://doi.org/10.3390/ijms241512369

105. Šmídová, Z. e Rysová, J. (2022). Tecnologia de pão e produtos de panificação sem glúten. Foods, 11(3), 480. https://doi.org/10.3390/foods11030480

106. Kök, M., Gillis, R., Ang, S., LaFond, D., Tatham, A., Adams, G., ... & Harding, S. (2012). A fibra alimentar pode ajudar a fornecer produtos alimentares mais seguros para quem sofre de intolerância ao glúten? uma sonda biofísica bem estabelecida pode ajudar a fornecer uma resposta. BMC Biophysics, 5(1). https://doi.org/10.1186/2046-1682-5-10

107. Savvateeva, L. e Zamyatnin, A. (2016). Perspectivas de desenvolvimento de estratégias terapêuticas medicinais e design farmacêutico para o tratamento eficaz da intolerância ao glúten. Current Pharmaceutical Design, 22(16), 2439-2449. https://doi.org/10.2174/1381612822666160201115543

108. Pławińska-Czarnak, J., Anusz, K., Bogdan, J., Podlasiewski, T., & Zarzyńska, J. (2016). Consciência da segurança do consumidor - como a rotulagem pode proteger a saúde das pessoas intolerantes ao glúten. Zeszyty Naukowe SGGW W Warszawie - Problemy Rolnictwa Światowego, 16(4), 260-271. https://doi.org/10.22630/prs.2016.16.4.119

109. Comas-Basté, O., Sánchez-Pérez, S., Veciana-Nogués, M., Latorre-Moratalla, M., & Vidal-Carou, M. (2020). Intolerância à histamina: o estado atual da arte. Biomolecules, 10(8), 1181. https://doi.org/10.3390/biom10081181

110. Schnedl, W. e Enko, D. (2021). A intolerância à histamina tem origem no intestino. Nutrients, 13(4), 1262. https://doi.org/10.3390/nu13041262

111. Cucca, V., Ramirez, G., Pignatti, P., Asperti, C., Russo, M., Della-Torre, E., ... & Yacoub, M. (2022). Níveis séricos basais de diamina oxidase como um biomarcador de intolerância à histamina: um estudo de coorte retrospetivo. Nutrientes, 14(7), 1513. https://doi.org/10.3390/nu14071513

112. Comas-Basté, O., Sánchez-Pérez, S., Veciana-Nogués, M., Latorre-Moratalla, M., & Vidal-Carou, M. (2021). Conceito, etiologia e abordagens atuais de diagnóstico e tratamento da intolerância à histamina: uma revisão... https://doi.org/10.37247/pan.1.2021.10

113. Comas-Basté, O., Latorre-Moratalla, M., Sánchez-Pérez, S., Veciana-Nogués, M., & Vidal-Carou, M. (2019). Histamina e outras aminas biogénicas nos alimentos. do envenenamento por escombroides à intolerância à histamina... https://doi.org/10.5772/intechopen.84333

114. Balemans, D., Aguilera-Lizarraga, J., Florens, M., Jain, P., Denadai-Souza, A., Viola, M., ... & Boeckxstaens, G. (2019). Potenciação mediada por histamina do potencial do recetor transiente (trp) anquirina 1 e sinalização trp vanilóide 4 em neurônios submucosos em pacientes com síndrome do intestino irritável. Ajp Gastrointestinal and Liver Physiology, 316(3), G338-G349. https://doi.org/10.1152/ajpgi.00116.2018

115. Cenac, N., Altier, C., Motta, J., d'Aldebert, E., Galeano, S., Zamponi, G., ... & Vergnolle, N. (2010). Potenciação da sinalização do trpv4 pela histamina e serotonina: um mecanismo

importante para a hipersensibilidade visceral. Gut, 59(4), 481-488. https://doi.org/10.1136/gut.2009.192567

116. Gutiérrez-Venegas, G., Cruz-Arrieta, S., Villeda-Navarro, M., & Méndez-Mejía, J. (2011). A histamina promove a expressão dos receptores tlr2 e tlr4 e amplifica a sensibilidade ao tratamento com lipopolissacarídeo e ácido lipoteicóico em fibroblastos gengivais humanos. Cell Biology International, 35(10), 1009-1017. https://doi.org/10.1042/cbi20100624

117. Addicks, S., McNeil, D., Randall, C., Goddard, A., Romito, L., Sirbu, C., ... & Weaver, B. (2017). Medo e ansiedade relacionados ao atendimento odontológico: tolerância ao sofrimento como um possível mecanismo. JDR Clinical & Translational Research, 2(3), 304-311. https://doi.org/10.1177/2380084417691962

118. Galajda, Z., Balla, J., Szentmiklósi, A., Bíró, T., Czifra, G., Dobrosi, N., ... & Tosaki, A. (2011). Histamina e receptores de h1-histamina circulação venosa mais rápida. Journal of Cellular and Molecular Medicine, 15(12), 2614-2623. https://doi.org/10.1111/j.1582-4934.2010.01254.x

119. Alexiou, A., Höfer, V., Dölle-Bierke, S., Grünhagen, J., Zuberbier, T., & Worm, M. (2022). Elicitores e fenótipos de pacientes adultos com alergia alimentar mediada por ige comprovada e hipersensibilidade alimentar não imunomediada a aditivos alimentares. Clinical & Experimental Allergy, 52(11), 1302-1310. https://doi.org/10.1111/cea.14203

120. Skypala, I., Williams, M., Reeves, L., Meyer, R., & Venter, C. (2015). Sensibilidade a aditivos alimentares, aminas vasoativas e salicilatos: uma revisão das evidências. Clinical and Translational Allergy, 5(1). https://doi.org/10.1186/s13601-015-0078-3

121. Hayder, H., Mueller, U., & Bartholomaeus, A. (2011). Revisão das reacções de intolerância a alimentos e aditivos alimentares. International Food Risk Analysis Journal, 1. https://doi.org/10.5772/10683

122. Lynam, K. (2024). A relação entre a dieta pobre em produtos químicos alimentares e os sintomas da síndrome do intestino irritável: um estudo transversal. Proceedings of the Nutrition Society, 83(OCE1). https://doi.org/10.1017/s0029665124000880

123. Bahna, S. e Burkhardt, J. (2018). O dilema da alergia a aditivos alimentares. Allergy and Asthma Proceedings, 39(1), 3-8. https://doi.org/10.2500/aap.2018.39.4092

124. Soost, S., Leynaert, B., Almqvist, C., Edenharter, G., Zuberbier, T., & Worm, M. (2009). Factores de risco de reacções adversas aos alimentos em adultos alemães. Clinical & Experimental Allergy, 39(7), 1036-1044. https://doi.org/10.1111/j.1365-2222.2008.03184.x

125. Turner, P. e Kemp, A. (2010). Intolerância a aditivos alimentares - será que existe? Journal of Paediatrics and Child Health, 48(2). https://doi.org/10.1111/j.1440-1754.2010.01933.x

126. Reese, I., Zuberbier, T., Bunselmeyer, B., Erdmann, S., Henzgen, M., Fuchs, T., ... & Werfel, T. (2008). Abordagem diagnóstica para a suspeita de reação pseudo-alérgica a ingredientes alimentares. JDDG Journal Der Deutschen Dermatologischen Gesellschaft, 7(1), 70-77. https://doi.org/10.1111/j.1610-0387.2008.06894.x

127. Krishnamurthy, H. (2024). Dieta personalizada de eliminação de alimentos: um ensaio clínico baseado na avaliação da sensibilidade alimentar... https://doi.org/10.21203/rs.3.rs-4596789/v1

128. Budanur, D., Yaş, M., & Sepet, E. (2016). Perigos potenciais devido a aditivos alimentares em produtos de higiene oral. Jornal da Faculdade de Odontologia da Universidade de Istambul, 50(2). https://doi.org/10.17096/jiufd.72103

129. Sagari, S., Yadav, N., Babannavar, R., & Bishen, K. (2015). Reação liquenoide de contacto intraoral à amálgama dentária. British Journal of Medicine and Medical Research, 6(12), 1201-1208. https://doi.org/10.9734/bjmmr/2015/15075

130. Wu, L., Li, F., Ran, L., Gao, Y., Xie, P., Yang, J., ... & Gao, X. (2020). Insight sobre os efeitos da nisina e da cecropina na comunidade microbiana oral de ratos por sequenciamento de alto rendimento. Fronteiras em Microbiologia, 11. https://doi.org/10.3389/fmicb.2020.01082

131. Rahman, S., Hasan, H., Hossain, A., & Asad, A. (2020). Incidência de cárie dentária em relação a alimentos cariogénicos e estatuto socioeconómico entre pacientes pediátricos. Taj Journal of Teachers Association, 32(2), 43-47. https://doi.org/10.3329/taj.v32i2.44898

132. Roberts, M. e Wright, J. (2012). Substitutos não nutritivos e de baixo teor calórico para os açúcares alimentares: implicações clínicas para a abordagem da incidência de cáries dentárias e excesso de peso/obesidade. International Journal of Dentistry, 2012, 1-8. https://doi.org/10.1155/2012/625701

133. Bahanan, L., Singhal, A., Zhao, Y., Scott, T., & Kaye, E. (2021). A associação entre insegurança alimentar e cárie dentária entre os adultos dos EUA: dados da pesquisa nacional de exame de saúde e nutrição. Odontologia Comunitária e Epidemiologia Oral, 49(5), 464-470. https://doi.org/10.1111/cdoe.12622

134. Albadri, S. (2024). A insegurança alimentar e a equipa de medicina dentária: um estudo piloto para explorar opiniões. BDJ Open, 10(1). https://doi.org/10.1038/s41405-024-00205-8

135. Kobylewski, S. e Jacobson, M. (2012). Toxicologia dos corantes alimentares. International Journal of Occupational and Environmental Health, 18(3), 220-246. https://doi.org/10.1179/1077352512z.00000000034

136. Gao, Y., Li, C., Shen, J., Yin, H., An, X., & Huang, J. (2011). Effect of food azo dye tartrazine on learning and memory functions in mice and rats, and the possible mechanisms involved. Journal of Food Science, 76(6). https://doi.org/10.1111/j.1750-3841.2011.02267.x

137. Lis, K. e Bartuzi, Z. (2023). Corantes alimentares vegetais com propriedades antioxidantes e alergias - amigos ou inimigos? Antioxidants, 12(7), 1357. https://doi.org/10.3390/antiox12071357

138. Tattersall, I. e Reddy, B. (2016). Erupção fixa de drogas devido ao corante achiote. Case Reports in Dermatology, 8(1), 14-18. https://doi.org/10.1159/000443949

139. Rahnama, H., Mazloomi, S., Berizi, E., Abbasi, A., & Gholami, Z. (2022). Identificação da adulteração de tartrazina e avaliação da exposição a corantes sintéticos de amarelo-sol e amarelo-quinoleína através do consumo de produtos alimentares entre crianças. Food Science & Nutrition, 10(11), 3781-3788. https://doi.org/10.1002/fsn3.2975

140. Krishnamurthy, H. (2024). Dieta personalizada de eliminação de alimentos: um ensaio clínico baseado na avaliação da sensibilidade alimentar... https://doi.org/10.21203/rs.3.rs-4596789/v1

141. Sadowska, B., Gawinowska, M., Sztormowska, M., & Chełmińska, M. (2022). Hipersensibilidade de corantes azo em pacientes com urticária com base em um desafio oral simples-cego e controlado por placebo. Avanços em Dermatologia e Alergologia, 39(5), 877-879. https://doi.org/10.5114/ada.2021.110263

142. Ramos-Souza, C., Bandoni, D., Arisseto-Bragotto, A., & Rosso, V. (2022). Avaliação de risco de corantes azo como aditivos alimentares: revisão e discussão de lacunas de dados para sua melhoria. Comprehensive Reviews in Food Science and Food Safety, 22(1), 380-407. https://doi.org/10.1111/1541-4337.13072

143. Gawkrodger, D. (2005). Investigação de reacções a materiais dentários. British Journal of Dermatology, 153(3), 479-485. https://doi.org/10.1111/j.1365-2133.2005.06821.x

144. Coimbra, L., Costa, I., Evangelista, J., & Figueiredo, A. (2023). Alergénios alimentares em produtos de higiene oral. Scientific Reports, 13(1). https://doi.org/10.1038/s41598-023-33125-y

145. Kondo, Y. e Urisu, A. (2009). Oral allergy syndrome (Síndrome de alergia oral). Allergology International, 58(4), 485-491. https://doi.org/10.2332/allergolint.09-rai-0136

146. Amchová, P., Kotolová, H., & Rudá-Kučerová, J. (2015). Questões de segurança sanitária de corantes alimentares sintéticos. Regulatory Toxicology and Pharmacology, 73(3), 914-922. https://doi.org/10.1016/j.yrtph.2015.09.026

147. Rovina, K., Siddiquee, S., & Shaarani, S. (2017). Uma revisão dos métodos de extração e analíticos para a determinação de tartrazina (e 102) em alimentos. Critical Reviews in Analytical Chemistry, 47(4), 309-324. https://doi.org/10.1080/10408347.2017.1287558

148. Brahim, I., Belmedani, M., Haddad, A., Hadoun, H., & Belgacem, A. (2018). Degradação de c.i. acid red 51 e c.i. acid blue 74 em solução aquosa por combinação de peróxido de hidrogênio, óxido de zinco nanocristalino e irradiação de ultrassom. Journal of Advanced Oxidation Technologies, 21(1), 26-43. https://doi.org/10.26802/jaots.2017.0022

149. McElhany, P., Steel, E., Avery, K., Yoder, N., Busack, C., & Thompson, B. (2010). Lidar com a incerteza em modelos de ecossistemas: lições de um modelo complexo de salmão. Ecological Applications, 20(2), 465-482. https://doi.org/10.1890/08-0625.1

150. Bondaruk, V., Oñatibia, G., Fernández, R., Agüero, W., Blanco, L., Brusquetti, M., ... & Yahdjian, L. (2022). A provisão de forragem é mais afetada por secas em pastagens áridas e semi-áridas do que em pastagens mésicas. Journal of Applied Ecology, 59(9), 2404-2418. https://doi.org/10.1111/1365-2664.14243

151. Shen, Y., Shen, K., & Yang, C. (2019). Um modelo de inventário de produção para itens em deterioração com investimento em tecnologia de preservação colaborativa sob imposto de carbono. Sustainability, 11(18), 5027. https://doi.org/10.3390/su11185027

152. Dumont, B., Rossignol, N., Huguenin-Elie, O., Jeanneret, P., Jerrentrup, J., Lüscher, G., ... & Plantureux, S. (2022). Avaliação simples da adequação das pastagens temperadas como habitat para três taxa de insetos. Fronteiras em Sistemas Alimentares Sustentáveis, 6. https://doi.org/10.3389/fsufs.2022.881410

153. Fukazawa, K., Nishida, S., & Pretto, E. (2014). O pico de ast sérico é um melhor preditor de lesão aguda do enxerto de fígado após o transplante de fígado quando ajustado para incompatibilidade de tamanho de bsa doador / recetor (asti). Journal of Transplantation, 2014, 1-7. https://doi.org/10.1155/2014/351984

154. Jones, M., Johnson, M., Shervey, M., Dudley, J., & Zimmerman, N. (2019). Métodos de preservação de privacidade para engenharia de recursos usando blockchain: revisão, avaliação e prova de conceito. Journal of Medical Internet Research, 21(8), e13600. https://doi.org/10.2196/13600

155. Akash, M. (2024). Investigação bioquímica da eficácia terapêutica do extrato enriquecido com berberina na deficiência metabólica induzida pela estreptozotocina. Acs Omega, 9(13), 15677-15688. https://doi.org/10.1021/acsomega.4c00696

156. Silva, T., Parizotto, J., Lima, K., & Callegaro, C. (2020). Sensibilidade do quimiorreflexo central e atividade nervosa parassimpática em pacientes com insuficiência cardíaca. International Journal of Advanced Engineering Research and Science, 7(8), 195-200. https://doi.org/10.22161/ijaers.78.19

157. Islam, M., Rehmani, M., & Chen, J. (2021). Blockchain com permissão baseada em privacidade diferencial para compartilhamento de dados privados em iot industrial... https://doi.org/10.48550/arxiv.2102.09857

158. Fredericks, C., Brown, J., Deng, J., Ossenkoppele, R., Rankin, K., Kramer, J., ... & Seeley, W. (2017). [ic-p-031]: redes de conetividade intrínseca na atrofia cortical posterior: um papel para o pulvinar? Alzheimer S & Dementia, 13(7S_Part_1). https://doi.org/10.1016/j.jalz.2017.06.2303

159. Verma, G. e Chakraborty, R. (2019). Um esquema híbrido de preservação da privacidade utilizando a deteção de impressões digitais em ambiente de nuvem. Ingénierie Des Systèmes D Information, 24(3), 343-351. https://doi.org/10.18280/isi.240315

160. Tritapepe, L., Pollesello, P., & Grossini, E. (2020). O inodilatador levosimendan: 20 anos de experiência em vários ambientes de cuidados cardíacos. Medical Research Journal, 5(4), 271-280. https://doi.org/10.5603/mrj.a2020.0037

161. Pournajaf, L., Garcia-Ulloa, D., Xiong, L., & Sunderam, V. (2016). Participant privacy in mobile crowd sensing task management (Privacidade do participante na gestão de tarefas de deteção de multidões móveis). Acm Sigmod Record, 44(4), 23-34. https://doi.org/10.1145/2935694.2935700

162. Choudhury, M. e Mahata, G. (2022). Políticas de inventário de cadeia de suprimentos de canal duplo para itens deterioráveis controláveis com demanda dinâmica sob política de crédito comercial com risco de inadimplência. Rairo - Investigação Operacional, 56(4), 2443-2473. https://doi.org/10.1051/ro/2022097

163. Palazzuoli, A., Beltrami, M., Pellegrini, M., & Nuti, R. (2012). Peptídeos natriuréticos e ngal na insuficiência cardíaca: existe uma ligação? Clinica Chimica Ata, 413(23-24), 1832-1838. https://doi.org/10.1016/j.cca.2012.07.010

164. Hamilton, A., Barbour, M., & Bierwagen, B. (2010). Implicações das alterações globais para a manutenção da qualidade da água e da integridade ecológica no contexto das actuais

leis da água e políticas ambientais. Hydrobiologia, 657(1), 263-278. https://doi.org/10.1007/s10750-010-0316-6

165. Labadie, G. (2024). Are forest management practices to improve carbon balance compatible with maintaining bird diversity under climate change? a case study in eastern north america. Plos Climate, 3(4), e0000293. https://doi.org/10.1371/journal.pclm.0000293

166. Maqbool, S., Ali, S., Niaz, H., Akbar, S., Siddique, S., & Shami, S. (2023). Conhecimento e atitude em relação à reação de anafilaxia por anestesia local entre os profissionais de odontologia. PJMHS, 17(2), 562-565. https://doi.org/10.53350/pjmhs2023172562

167. Maher, N., Looze, J., & Hoffman, G. (2014). Anaphylaxis: an update for dental practitioners. Australian Dental Journal, 59(2), 142-148. https://doi.org/10.1111/adj.12161

168. Mohan, K., Chinnakutti, S., Murugesan, D., Raj, S., & Ganesan, R. (2022). Angioedema do lábio da borda do vermelhão: um relato de caso. Cureus. https://doi.org/10.7759/cureus.30142

169. Allen, G., Chan, D., & Gue, S. (2017). Investigação e diagnóstico de uma alergia imediata ao anestésico local amida num paciente pediátrico dentário. Australian Dental Journal, 62(2), 241-245. https://doi.org/10.1111/adj.12501

170. Cecchin-Albertoni, C., Pieruccioni, L., Canceill, T., Benetah, R., Chaumont, J., Guissard, C., ... & Marty, M. (2023). Caraterísticas clínicas e de microscopia 2d/3d da granulomatose orofacial gengival após terapia ortodôntica: relato de caso pediátrico. Medicina, 59(4), 673. https://doi.org/10.3390/medicina59040673

171. Razdan, R., Newby, M., & Carr, M. (2019). Granulomatose orofacial em uma criança. Relatos de casos em pediatria, 2019, 1-3. https://doi.org/10.1155/2019/7519267

172. Minoli, M., Zechini, G., Capparè, P., & Landoni, G. (2019). Mortes dentárias em itália conforme relatado por artigos de imprensa online. Oral Diseases, 26(5), 858-864. https://doi.org/10.1111/odi.13158

173. Hassel, J., Danner, D., & Hassel, A. (2011). Sintomas psicossomáticos ou alérgicos? níveis elevados de somatização em pacientes com intolerância a medicamentos. The Journal of Dermatology, 38(10), 959-965. https://doi.org/10.1111/j.1346-8138.2011.01249.x

174. Arinawati, D. (2023). Estomatite alérgica: um caso raro na prática odontológica. Odonto Dental Journal, 10(2), 292. https://doi.org/10.30659/odj.10.2.292-298

175. Kummer, I. (2024). Analgésicos adjuvantes na dor aguda - avaliação da eficácia. Current Pain and Headache Reports. https://doi.org/10.1007/s11916-024-01276-w

176. Rusciano, D. (2024). Mecanismos moleculares e potencial terapêutico da gabapentina com foco em formulações tópicas para o tratamento de doenças da superfície ocular... https://doi.org/10.20944/preprints202404.1936.v1

177. Sharan, S. (2023). Alterações relacionadas ao envelhecimento na expressão e função dos transportadores de glutamato em astrócitos da medula espinhal de ratos. Neuroglia, 4(4), 290-306. https://doi.org/10.3390/neuroglia4040020

178. Skypala, I., Williams, M., Reeves, L., Meyer, R., & Venter, C. (2015). Sensibilidade a aditivos alimentares, aminas vasoativas e salicilatos: uma revisão das evidências. Clinical and Translational Allergy, 5(1). https://doi.org/10.1186/s13601-015-0078-3

179. Kakisaka, Y., Jin, K., Fujikawa, M., Kitazawa, Y., Kato, K., & Nakasato, N. (2017). Levetiracetam melhora os sintomas de sensibilidade química múltipla: relato de caso. The Journal of Medical Investigation, 64(3.4), 296-298. https://doi.org/10.2152/jmi.64.296

180. Zhu, Y. (2024). Umami alterando o proteoma salivar: um estudo sobre um espetro de sensibilidade em indivíduos. Journal of Agricultural and Food Chemistry, 72(23), 13451-13464. https://doi.org/10.1021/acs.jafc.4c01326

181. Chang, C., Hsieh, P., Lee, H., Lo, C., Tam, K., & Loh, E. (2021). Eficácia da n-acetilcisteína no tratamento de sintomas clínicos de abuso e dependência de substâncias: uma meta-análise de ensaios clínicos randomizados. Psicofarmacologia Clínica e Neurociência, 19(2), 282-293. https://doi.org/10.9758/cpn.2021.19.2.282

182. Paik, S., Kim, S., Choi, S., Yang, E., Ahn, S., & Bae, Y. (2012). Transportadores vesiculares de glutamato em axónios que inervam a polpa dentária humana. Journal of Endodontics, 38(4), 470-474. https://doi.org/10.1016/j.joen.2011.12.012

183. Yang, E., Jin, M., Hong, J., Kim, Y., Choi, S., Kim, T., ... & Bae, Y. (2014). Expressão de transportadores vesiculares de glutamato vglut1 e vglut2 na polpa dentária de ratos e gânglio trigeminal após inflamação. Plos One, 9(10), e109723. https://doi.org/10.1371/journal.pone.0109723

184. Kumar, N., Cherkas, P., Varathan, V., Miyamoto, M., Chiang, C., Dostrovsky, J., ... & Coderre, T. (2013). A pregabalina sistêmica atenua a hipersensibilidade facial e a liberação de glutamato evocada por estímulos nocivos no corno dorsal medular em um modelo de roedor de dor neuropática trigeminal. Neurochemistry International, 62(6), 831-835. https://doi.org/10.1016/j.neuint.2013.02.022

185. Hossain, M., Bakri, M., Yahya, F., Ando, H., & Unno, S. (2019). O papel dos canais de potencial recetor transiente (trp) na transdução da dor dentária. Revista Internacional de Ciências Moleculares, 20(3), 526. https://doi.org/10.3390/ijms20030526

186. Zerari-Mailly, F., Davido, N., Touré, B., Azérad, J., & Boucher, Y. (2012). Controlo do glutamato do fluxo sanguíneo pulpar na polpa dentária do incisivo do rato. European Journal of Oral Sciences, 120(5), 402-407. https://doi.org/10.1111/j.1600-0722.2012.00989.x

187. Lee, K., Lee, B., Kim, Y., & Chung, G. (2019). Canais iónicos envolvidos na dor de dentes. Revista Internacional de Ciências Moleculares, 20(9), 2266. https://doi.org/10.3390/ijms20092266

188. Bae, Y. e Yoshida, A. (2020). Fundamentos morfológicos do processamento da dor na polpa dentária. Journal of Oral Science, 62(2), 126-130. https://doi.org/10.2334/josnusd.19-0451

189. Pauly, K., Fritz, K., Furey, A., & Lobner, D. (2011). O fator de crescimento semelhante à insulina 1 e o fator de crescimento transformador-β estimulam a atividade de troca de cistina / glutamato nas células da polpa dentária. Journal of Endodontics, 37(7), 943-947. https://doi.org/10.1016/j.joen.2011.03.

190. Brown, C., Jones-Brooks, P., White, G., Shearer, Z., & Baber, M. (2022). Um caso de consanguinidade. Global Paediatric Health, 9, 2333794X2211359. https://doi.org/10.1177/2333794x221135965

191. Beck, N. e Applegate, C. (2020). Elements of genetic counselling for inborn errors of metabolism (Elementos de aconselhamento genético para erros inatos do metabolismo). Translational Science of Rare Diseases, 4(3-4), 197-208. https://doi.org/10.3233/trd-190044

192. Das, S. (2013). Erros inatos do metabolismo: desafios e gestão. Indian Journal of Clinical Biochemistry, 28(4), 311-313. https://doi.org/10.1007/s12291-013-0371-7

193. Mak, C., Lee, H., Chan, A., & Lam, C. (2013). Erros inatos do metabolismo e rastreio alargado do recém-nascido: revisão e atualização. Critical Reviews in Clinical Laboratory Sciences, 50(6), 142-162. https://doi.org/10.3109/10408363.2013.847896

194. Turkel, S., Wong, D., & Randolph, L. (2020). Sintomas psiquiátricos associados a erros inatos do metabolismo. Sn Comprehensive Clinical Medicine, 2(9), 1646-1660. https://doi.org/10.1007/s42399-020-00403-z

195. Çakar, N. e Yılmazbaş, P. (2021). Casos de erros inatos do metabolismo diagnosticados em crianças com autismo. Ideggyógyászati Szemle, 74(1-2), 67-72. https://doi.org/10.18071/isz.74.0067

196. Walterfang, M., Bonnot, O., Mocellin, R., & Velakoulis, D. (2013). A neuropsiquiatria dos erros inatos do metabolismo. Journal of Inherited Metabolic Disease, 36(4), 687-702. https://doi.org/10.1007/s10545-013-9618-y

197. Estrella, J., Wilcken, B., Carpenter, K., Bhattacharya, K., Tchan, M., & Wiley, V. (2014). Triagem expandida de recém-nascidos em new south wales: casos perdidos. Journal of Inherited Metabolic Disease, 37(6), 881-887. https://doi.org/10.1007/s10545-014-9727-2

198. Navarrete, R., Leal, F., Vega, A., Moráis-López, A., García-Silva, M., Martín-Hernández, E., ... & Pérez, B. (2019). Valor da análise genética para a confirmação de erros inatos do metabolismo detectados através do programa de triagem neonatal espanhol. European Journal of Human Genetics, 27(4), 556-562. https://doi.org/10.1038/s41431-018-0330-0

199. Koens, L., Tijssen, M., Lange, F., Wolffenbuttel, B., Rufa, A., Zee, D., ... & Koning, T. (2018). Distúrbios do movimento ocular e sintomas neurológicos em erros inatos do metabolismo de início tardio. Distúrbios do Movimento, 33(12), 1844-1856. https://doi.org/10.1002/mds.27484

200. Good, J., Atallah, I., Jiménez, M., Küntzer, T., Superti-Furga, A., & Tran, C. (2021). Diagnóstico baseado em Ngs de distúrbios neurogenéticos tratáveis em adultos: oportunidades e desafios. Genes, 12(5), 695. https://doi.org/10.3390/genes12050695

201. Şan, C. (2024). Intervenções de dieta cetogênica em erros inatos do metabolismo: um artigo de revisão. Ciências da Saúde Clínicas e Experimentais, 14(1), 283-295. https://doi.org/10.33808/clinexphealthsci.1310203

202. Niedobylski, S. (2024). Perturbações afectivas e comportamentos autolesivos em crianças e jovens adultos com perturbações do metabolismo dos hidratos de carbono. Current Problems of Psychiatry, 25, 101-109. https://doi.org/10.12923/2353-8627/2024-0010

203. Serbeniuk, A. (2023). Investigação da influência do stress pós-traumático no risco de perturbações do metabolismo dos hidratos de carbono em mulheres - veteranas. World Science, (1(79)). https://doi.org/10.31435/rsglobal_ws/30032023/7958

204. Chkhitauri, L., Shekiladze, E., Mantskava, M., Asatiani, K., GIORGADZE, E., KAPETIVADZE, I., ... & Sanikidze, T. (2023). Impacto da hiperglicemia na proteína da banda 3 da membrana do eritrócito (bp3). Medicina Experimental e Clínica Geórgia. https://doi.org/10.52340/jecm.2023.02.01

205. Conte, F. (2023). Cardiomiopatias metabólicas e defeitos cardíacos em distúrbios hereditários do metabolismo de carboidratos: uma revisão sistemática. International Journal of Molecular Sciences, 24(10), 8632. https://doi.org/10.3390/ijms24108632

206. Savchuk, K. (2023). Caraterísticas da imunidade das células t e nível do conteúdo das células assassinas naturais em convalescentes covid-19 com distúrbios do metabolismo dos hidratos de carbono. Medical Immunology (Russia), 25(4), 797-802. https://doi.org/10.15789/1563-0625-cot-2848

207. Prabhakar, P. e Doble, M. (2011). Efeito de produtos naturais sobre fármacos antidiabéticos orais comerciais no aumento da captação de 2-desoxiglicose por adipócitos 3t3-l1. Therapeutic Advances in Endocrinology and Metabolism, 2(3), 103-114. https://doi.org/10.1177/2042018811411356

208. Kanani, F. (2023). Rastreio seletivo de doenças metabólicas hereditárias num hospital terciário de karachi - uma revisão retrospetiva de gráficos. Pakistan Journal of Medical Sciences, 40(2(ICON)). https://doi.org/10.12669/pjms.40.2(icon).8985

209. Салухов, В., Minakov, A., Sharypova, T., Kononova, A., & Surkhaeva, V. (2022). Carbohydrate metabolism disorders and their outcomes in the long-term period in hospitalized patients with covid-19. Diabetes Mellitus, 25(5), 468-476. https://doi.org/10.14341/dm12856

210. Rochester, C. e Akiyode, O. (2014). Novas e emergentes terapias medicamentosas para diabetes mellitus para o paciente com diabetes tipo 2. World Journal of Diabetes, 5(3), 305. https://doi.org/10.4239/wjd.v5.i3.305

211. He, J., Tu, Q., Ge, Y., Qin, Y., Cui, B., Hu, X., ... & Zhou, X. (2017). Análises taxonómicas e funcionais do microbioma supragengival de hospedeiros afectados por cáries e sem cáries. Microbial Ecology, 75(2), 543-554. https://doi.org/10.1007/s00248-017-1056-1

212. Vujanac, M., Iyer, V., Sengupta, M., & Ajdić, D. (2015). Regulação do streptococcus mutans ptsbio pelo repressor transcricional nigr. Molecular Oral Microbiology, 30(4), 280-294. https://doi.org/10.1111/omi.12093

213. Moye, Z., Zeng, L., & Burne, R. (2014). Alimentando o processo de cárie: metabolismo de carboidratos e regulação de genes por Streptococcus mutans. Journal of Oral Microbiology, 6(1), 24878. https://doi.org/10.3402/jom.v6.24878

214. Sonestedt, E. (2023). Carboidratos - uma revisão do escopo para as recomendações nutricionais nórdicas 2023. Food & Nutrition Research, 67. https://doi.org/10.29219/fnr.v67.10226

215. Belstrøm, D., Constancias, F., Drautz-Moses, D., Schuster, S., Veleba, M., Mahé, F., ... & Givskov, M. (2020). As perturbações ecológicas afetam a expressão gênica específica da espécie da microbiota oral ... https://doi.org/10.21203/rs.3.rs-104582/v1

216. Hlushchenko, T., Батиг, В., Borysenko, A., Tokar, O., Batih, I., Vynogradova, O., ... & Boychuk-Tovsta, O. (2020). Prevalência e intensidade da doença periodontal em indivíduos com síndrome metabólica. Journal of Medicine and Life, 13(3), 289-292. https://doi.org/10.25122/jml-2020-0073

217. El-Dokki, N. e Moheb, D. (2021). Prevalência de doença periodontal num grupo de crianças egípcias com diabetes mellitus tipo 1. The Medical Journal of Cairo University, 89(6), 1029-1034. https://doi.org/10.21608/mjcu.2021.184541

218. Nyvad, B. e Takahashi, N. (2020). Hipótese integrada de cárie dentária e doenças periodontais. Journal of Oral Microbiology, 12(1), 1710953. https://doi.org/10.1080/20002297.2019.1710953

219. Hirst, L., Chakrapani, A., & Mubeen, S. (2022). Erros inatos do metabolismo e seu impacto na odontologia pediátrica. Journal of Inherited Metabolic Disease, 45(3), 417-430. https://doi.org/10.1002/jimd.12493

220. Hirst, L., Mubeen, S., & Chakrapani, A. (2020). Impacto das intervenções dietéticas nos erros inatos do metabolismo em odontopediatria: revisão da literatura e série de casos. Clinical Case Reports, 9(2), 764-768. https://doi.org/10.1002/ccr3.3603

221. Mehta, N., Kirk, P., Holder, R., & Precheur, H. (2012). Distúrbio do ciclo da ureia - deficiência de argininosuccínico liase. Cuidados Especiais em Medicina Dentária, 32(4), 155-159. https://doi.org/10.1111/j.1754-4505.2012.00263.x

222. Latti, B., Kalburge, J., Birajdar, S., & Latti, R. (2018). Avaliação da relação entre cárie dentária, diabetes mellitus e microbiota oral em diabéticos. Journal of Oral and Maxillofacial Pathology, 22(2), 282. https://doi.org/10.4103/jomfp.jomfp_163_16

223. Arubaku, W., Tusubira, D., Ssedyabane, F., Chamut, S., Seymour, B., Siedner, M., ... & Maling, S. (2022). Prevalência, correlatos e necessidades de tratamento da cárie dentária em pacientes que frequentam uma clínica para diabéticos na zona rural do sudoeste do Uganda: um estudo transversal... https://doi.org/10.21203/rs.3.rs-2409903/v1

224. Liebsch, C., Pitchika, V., Pink, C., Samietz, S., Kastenmüller, G., Artati, A., ... & Pietzner, M. (2019). O metaboloma da saliva em associação ao estado de saúde bucal. Journal of Dental Research, 98(6), 642-651. https://doi.org/10.1177/0022034519842853

225. Rosier, B., Buetas, E., Moya-Gonzálvez, E., Artacho, A., & Mira, Á. (2020). Nitrato como um potencial prebiótico para o microbioma oral. Scientific Reports, 10(1). https://doi.org/10.1038/s41598-020-69931-x

226. Modre-Osprian, R., Osprian, I., Tilg, B., Schreier, G., Weinberger, K., & Graber, A. (2009). Simulações dinâmicas na rede de beta-oxidação de ácidos gordos mitocondriais. BMC Systems Biology, 3(1). https://doi.org/10.1186/1752-0509-3-2

227. Kruger, E., McNiven, P., & Marsden, D. (2022). Estimando a prevalência de doenças raras: distúrbios de oxidação de ácidos graxos de cadeia longa como um exemplo ilustrativo. Advances in Therapy, 39(7), 3361-3377. https://doi.org/10.1007/s12325-022-02186-2

228. Ambrose, A., Sheehan, M., Bahl, S., Athey, T., Ghai-Jain, S., Chan, A., ... & Mercimek-Andrews, S. (2022). Resultados da oxidação de ácidos graxos de cadeia longa mitocondrial e defeitos de carnitina de uma clínica de genética metabólica de centro único. Orphanet Journal of Rare Diseases, 17(1). https://doi.org/10.1186/s13023-022-02512-5

229. Vishwanath, V. (2016). Distúrbios da beta-oxidação de ácidos graxos: uma breve revisão. Annals of Neurosciences, 23(1), 51-55. https://doi.org/10.1159/000443556

230. Wang, L. (2024). Cortical lipid metabolic pathway alteration of early alzheimer's disease and candidate drugs screen. European Journal of Medical Research, 29(1). https://doi.org/10.1186/s40001-024-01730-w

231. Houten, S. e Wanders, R. (2010). Uma introdução geral à bioquímica da β-oxidação mitocondrial de ácidos gordos. Journal of Inherited Metabolic Disease, 33(5), 469-477. https://doi.org/10.1007/s10545-010-9061-2

232. Spiekerkoetter, U. (2010). Distúrbios mitocondriais da oxidação dos ácidos gordos: apresentação clínica dos defeitos da oxidação dos ácidos gordos de cadeia longa antes e depois do rastreio neonatal. Journal of Inherited Metabolic Disease, 33(5), 527-532. https://doi.org/10.1007/s10545-010-9090-x

233. Dereddy, N., Kronn, D., & Krishnan, U. (2009). Defeitos na oxidação de ácidos gordos de cadeia longa que se apresentam como cardiomiopatia grave e choque cardiogénico na infância. Cardiology in the Young, 19(5), 540-542. https://doi.org/10.1017/s104795110999134x

234. Merritt, J., Norris, M., & Kanungo, S. (2018). Distúrbios da oxidação de ácidos graxos. Anais da Medicina Translacional, 6 (24), 473-473. https://doi.org/10.21037/atm.2018.10.57

235. Mirza, N., Ravi, B., Malhotra, S., & Sibal, A. (2022). Icterícia colestática prolongada associada à deficiência de carnitina palmitoiltransferase ia. Journal of Paediatric Genetics, 13(03), 223-226. https://doi.org/10.1055/s-0042-1747933

236. Bordoni, L., Zec, M., Naumovski, N., & Sergi, D. (2023). Editorial: o papel dos ácidos gordos da dieta na saúde metabólica. Frontiers in Physiology, 14. https://doi.org/10.3389/fphys.2023.1211151

237. Morris, A., Olpin, S., Bennett, M., Santani, A., Stahlschmidt, J., & McClean, P. (2012). Icterícia colestática associada à deficiência de carnitina palmitoiltransferase ia. Jimd Reports, 27-29. https://doi.org/10.1007/8904_2012_135

238. Журкова, Н., Вашакмадзе, Н., Surkov, A., Smirnova, V., Sergienko, N., Ovsyanik, N., ... & Selimzyanova, L. (2023). Distúrbios da beta-oxidação de ácidos graxos mitocondriais em crianças: revisão da literatura. Вопросы Современной Педиатрии, 21(6S), 522-528. https://doi.org/10.15690/vsp.v21i6s.2503

239. Takahashi, N. (2015). Metabolismo do microbioma oral. Journal of Dental Research, 94(12), 1628-1637. https://doi.org/10.1177/0022034515606045

240. Rogóż, J., Podbielska, M., Szpyrka, E., & Wnuk, M. (2021). Caraterísticas dos ácidos graxos da dieta isolados do cálculo dentário histórico dos habitantes dos séculos 17 e 18 da região subcarpática (polônia). Molecules, 26(10), 2951. https://doi.org/10.3390/molecules26102951

241. Twanabasu, S. (2023). Doença de armazenamento de glicogénio em duas irmãs: um relato de caso. Clinical Case Reports, 11(5). https://doi.org/10.1002/ccr3.7318

242. Afroza, S., Ma, R., & Haque, M. (2016). Doença de armazenamento de glicogénio: uma apresentação invulgar. Journal of Bangladesh College of Physicians and Surgeons, 33(1), 48-51. https://doi.org/10.3329/jbcps.v33i1.28004

243. Chou, J., Matern, D., Mansfield, B., & Chen, Y. (2002). Type i glycogen storage diseases: disorders of the glucose-6- phosphatase complex. Current Molecular Medicine, 2(2), 121-143. https://doi.org/10.2174/1566524024605798

244. Raza, M., Arif, F., Giyanwani, P., Azizullah, S., & Kumari, S. (2017). Terapia dietética para a doença de von gierke: um relato de caso. Cureus. https://doi.org/10.7759/cureus.1548

245. Sentner, C., Hoogeveen, I., Weinstein, D., Santer, R., Murphy, E., McKiernan, P., ... & Derks, T. (2016). Doença de depósito de glicogênio tipo iii: diagnóstico, genótipo, manejo, curso clínico e resultado. Journal of Inherited Metabolic Disease, 39(5), 697-704. https://doi.org/10.1007/s10545-016-9932-2

246. Berling, É., Laforêt, P., Wahbi, K., Labrune, P., Petit, F., Ronzitti, G., ... & O'Brien, A. (2021). Revisão narrativa do distúrbio de armazenamento de glicogênio tipo iii com foco em aspectos neuromusculares, cardíacos e terapêuticos. Journal of Inherited Metabolic Disease, 44(3), 521-533. https://doi.org/10.1002/jimd.12355

247. Das, A., Gopinath, S., & Arimbasseri, A. (2021). A ablação sistêmica do recetor de vitamina d leva ao distúrbio de armazenamento de glicogênio do músculo esquelético em

camundongos. Journal of Cachexia Sarcopenia and Muscle, 13(1), 467-480. https://doi.org/10.1002/jcsm.12841

248. Andjelković, M., Skakic, A., Ugrin, M., Spasovski, V., Klaassen, K., Pavlović, S., ... & Stojiljković, M. (2022). Crosstalk entre autofagia seletiva de glicogênio, autofagia e apoptose como um caminho para a descoberta de genes modificadores e novas estratégias terapêuticas para doenças de armazenamento de glicogênio. Life, 12(9), 1396. https://doi.org/10.3390/life12091396

249. Koeberl, D., Koch, R., Lim, J., Brooks, E., Arnson, B., Sun, B., ... & Kishnani, P. (2023). Terapia genética para doenças de armazenamento de glicogénio. Journal of Inherited Metabolic Disease, 47(1), 93-118. https://doi.org/10.1002/jimd.12654

250. Ma, S., Guo, Q., Zhang, Z., He, Z., Yue, A., Song, Z., ... & Sun, R. (2020). Triagem expandida de recém-nascidos para erros inatos do metabolismo por espetrometria de massa em tandem em recém-nascidos da cidade de xinxiang na China. Journal of Clinical Laboratory Analysis, 34(5). https://doi.org/10.1002/jcla.23159

251. Duplan, M., Hubert, A., Norcy, E., Louzoun, A., Perry, A., Miller, C., ... & Labrune, P. (2018). Manifestações dentárias e periodontais de doenças de armazenamento de glicogénio: uma série de casos de 60 pacientes. Journal of Inherited Metabolic Disease, 41(6), 947-953. https://doi.org/10.1007/s10545-018-0182-3

252. Gümüş, E. e Özen, H. (2023). Doenças de armazenamento de glicogênio: uma atualização. Jornal Mundial de Gastroenterologia, 29(25), 3932-3963. https://doi.org/10.3748/wjg.v29.i25.3932

253. Chen, M. e Weinstein, D. (2016). Doenças de armazenamento de glicogénio: diagnóstico, tratamento e resultados. Ciência Translacional das Doenças Raras, 1(1), 45-72. https://doi.org/10.3233/trd-160006

254. Dababneh, R., Shawabkeh, A., Gharaibeh, S., Khouri, Z., Amayreh, W., & Bissada, N. (2020). Manifestação periodontal da doença de armazenamento de glicogénio tipo ib: um relato de caso raro. Clinical Advances in Periodontics, 10(3), 150-154. https://doi.org/10.1002/cap.10112

255. Matricardi, P., Kleine-Tebbe, J., Hoffmann, H., Valenta, R., Hilger, C., Hofmaier, S., ... & Ollert, M. (2016). Guia do utilizador de alergologia molecular Eaaci. Paediatric Allergy and Immunology, 27(S23), 1-250. https://doi.org/10.1111/pai.12563

256. Radulović, M. (2019). Atualização sobre alergias alimentares. Prev Ped, 023-026. https://doi.org/10.46793/pp190212005r

257. Gupta, R., Springston, E., Smith, B., Warrier, M., Pongracic, J., & Holl, J. (2012). Variabilidade geográfica da alergia alimentar infantil nos Estados Unidos. Clinical Pediatrics, 51(9), 856-861. https://doi.org/10.1177/0009922812448526

258. Cox, H., Lloyd, K., Williams, H., Arkwright, P., Brown, T., Clark, C., ... & Warner, J. (2011). Emolientes, educação e qualidade de vida: a via de cuidados rcpch para crianças com eczema. Archives of Disease in Childhood, 96(Supplement 2), i19-i24. https://doi.org/10.1136/archdischild-2011-300695

259. Gupta, R., Springston, E., Smith, B., Pongracic, J., Holl, J., & Warrier, M. (2013). Relatório dos pais sobre o diagnóstico médico em alergia alimentar pediátrica. Journal of Allergy and Clinical Immunology, 131(1), 150-156. https://doi.org/10.1016/j.jaci.2012.07.016

260. Lötzsch, B., Dölle, S., Vieths, S., & Worm, M. (2016). Análise exploratória da expressão de cd63 e cd203c em basófilos de indivíduos sensibilizados e alérgicos a avelã. Clinical and Translational Allergy, 6(1). https://doi.org/10.1186/s13601-016-0134-7

261. Aljameel, G., AlSedairy, S., Binobead, M., Alhussain, M., Obaid, M., Al-Harbi, L., ... & Arzoo, S. (2023). Sensibilização para alergias alimentares e alergénios nos menus de restaurantes e cafés entre estudantes universitárias sauditas. Healthcare, 11(9), 1259. https://doi.org/10.3390/healthcare11091259

262. Arasi, S. (2024). Perspectivas na validação da defase: uma mudança de paradigma na gestão da alergia alimentar. Current Opinion in Allergy and Clinical Immunology, 24(3), 171-176. https://doi.org/10.1097/aci.0000000000000988

263. Barni, S., Liccioli, G., Sarti, L., Giovannini, M., Novembre, E., & Mori, F. (2020). Alergia alimentar mediada por imunoglobulina e (ige) em crianças: epidemiologia, patogénese, diagnóstico, prevenção e gestão. Medicina, 56(3), 111. https://doi.org/10.3390/medicina56030111

264. Foong, R., Dziubak, R., Lozinsky, A., Godwin, H., Reeve, K., Hussain, S., ... & Shah, N. (2017). Estabelecimento da prevalência de baixa vitamina d em crianças alérgicas alimentares gastrointestinais não mediadas por imunoglobulina-e num centro terciário. World Allergy Organization Journal, 10, 4. https://doi.org/10.1186/s40413-016-0135-y

265. Norolahi, M., Hematyar, M., Pouyanfar, R., Hashemitari, S., & Darougar, S. (2022). Uma análise demográfica das alergias alimentares mediadas por ige e não ige em crianças. Journal of Kermanshah University of Medical Sciences, 26(2). https://doi.org/10.5812/jkums-127184

266. Ferraro, V., Zanconato, S., & Carraro, S. (2019). Momento da introdução de alimentos e o risco de alergia alimentar. Nutrients, 11(5), 1131. https://doi.org/10.3390/nu11051131

267. Lötzsch, B., Dölle, S., Vieths, S., & Worm, M. (2016). Análise exploratória da expressão de cd63 e cd203c em basófilos de indivíduos sensibilizados e alérgicos a avelã. Clinical and Translational Allergy, 6(1). https://doi.org/10.1186/s13601-016-0134-7

268. Cox, H., Lloyd, K., Williams, H., Arkwright, P., Brown, T., Clark, C., ... & Warner, J. (2011). Emolientes, educação e qualidade de vida: a via de cuidados rcpch para crianças com eczema. Archives of Disease in Childhood, 96(Supplement 2), i19-i24. https://doi.org/10.1136/archdischild-2011-300695

269. Aljameel, G., AlSedairy, S., Binobead, M., Alhussain, M., Obaid, M., Al-Harbi, L., ... & Arzoo, S. (2023). Sensibilização para alergias alimentares e alergénios nos menus de restaurantes e cafés entre estudantes universitárias sauditas. Healthcare, 11(9), 1259. https://doi.org/10.3390/healthcare11091259

270. Arasi, S. (2024). Perspectivas na validação da defase: uma mudança de paradigma na gestão da alergia alimentar. Current Opinion in Allergy and Clinical Immunology, 24(3), 171-176. https://doi.org/10.1097/aci.0000000000000988

271. Anvari, S., Miller, J., Yeh, C., & Davis, C. (2018). Alergia alimentar mediada por Ige. Revisões Clínicas em Alergia e Imunologia, 57(2), 244-260. https://doi.org/10.1007/s12016-018-8710-3

272. Weston, E. (2023). Immunoglobulin e-mediated food allergies. Nutrition Today, 58(6), 224-236. https://doi.org/10.1097/nt.0000000000000651

273. Lieberman, J. (2024). Como diagnosticar a alergia alimentar mediada por ige. Archives of Disease in Childhood Education & Practice, edpract-2023-325938. https://doi.org/10.1136/archdischild-2023-325938

274. Iglesia, F. (2024). Management of food allergies and food-related anaphylaxis. Jama, 331(6), 510. https://doi.org/10.1001/jama.2023.26857

275. Lötvall, J. e Calderon, M. (2012). Imunoterapia oral para alergia ao amendoim: uma avaliação da medicina baseada em evidências. Primary Care Respiratory Journal, 21(1), 7-8. https://doi.org/10.4104/pcrj.2012.00019

276. Sicherer, S. e Sampson, H. (2018). Alergia alimentar: uma revisão e atualização sobre epidemiologia, patogénese, diagnóstico, prevenção e gestão. Journal of Allergy and Clinical Immunology, 141(1), 41-58. https://doi.org/10.1016/j.jaci.2017.11.003

277. McWilliam, V., Koplin, J., Lodge, C., Tang, M., Dharmage, S., & Allen, K. (2015). A prevalência de alergia a nozes: uma revisão sistemática. Current Allergy and Asthma Reports, 15(9). https://doi.org/10.1007/s11882-015-0555-8

278. Peddi, N. (2024). Navegando pelas alergias alimentares: avanços no diagnóstico e estratégias de tratamento. Cureus. https://doi.org/10.7759/cureus.56823

279. Godwin, H., Dziubak, R., Foong, R., Bryon, M., Lozinsky, A., Reeve, K., ... & Shah, N. (2017). O impacto na qualidade de vida das famílias de crianças numa dieta de eliminação para alergias alimentares gastrointestinais mediadas por não-imunoglobulina e. World Allergy Organization Journal, 10, 8. https://doi.org/10.1186/s40413-016-0139-7

280. Norolahi, M., Hematyar, M., Pouyanfar, R., Hashemitari, S., & Darougar, S. (2022). Uma análise demográfica das alergias alimentares mediadas por ige e não ige em crianças. Journal of Kermanshah University of Medical Sciences, 26(2). https://doi.org/10.5812/jkums-127184

281. Lozinsky, A., Koker, C., Dziubak, R., Godwin, H., Reeve, K., Ortega, G., ... & Shah, N. (2015). Tempo para a melhoria dos sintomas usando dietas de eliminação em alergias alimentares gastrointestinais não mediadas por ígeis. Paediatric Allergy and Immunology, 26(5), 403-408. https://doi.org/10.1111/pai.12404

282. Firtin, E. (2023). Factores de risco que predispõem as crianças para as alergias alimentares. Allergologia Et Immunopathologia, 51(5), 72-83. https://doi.org/10.15586/aei.v51i5.937

283. Grimshaw, K., Bryant, T., Oliver, E., Martin, J., Maskell, J., Kemp, T., ... & Roberts, G. (2015). Incidência e fatores de risco para hipersensibilidade alimentar em bebês do Reino Unido: resultados de um estudo de coorte de nascimento. Clinical and Translational Allergy, 6(1). https://doi.org/10.1186/s13601-016-0089-8

284. Sissoko, N., Chen, W., Wang, C., Wu, Y., Zheng, X., Dong, X., ... & Ye, H. (2023). Associações entre constipação funcional e alergia alimentar não mediada por ígeis em bebés e crianças. Allergologia Et Immunopathologia, 51(3), 163-173. https://doi.org/10.15586/aei.v51i3.738

285. Meyer, R., Wright, K., Vieira, M., Chong, K., Chatchatee, P., Vlieg-Boerstra, B., ... & Venter, C. (2018). Inquérito internacional sobre índices de crescimento e factores de impacto em crianças com alergias alimentares. Journal of Human Nutrition and Dietetics, 32(2), 175-184. https://doi.org/10.1111/jhn.12610

286. Hill, D., Dudley, J., & Spergel, J. (2017). A prevalência de esofagite eosinofílica em pacientes pediátricos com alergia alimentar mediada por ige. The Journal of Allergy and Clinical Immunology in Practice, 5(2), 369-375. https://doi.org/10.1016/j.jaip.2016.11.020

287. Ruffner, M. e Spergel, J. (2016). Síndromes de alergia alimentar não mediadas por ígeis. Annals of Allergy Asthma & Immunology, 117(5), 452-454. https://doi.org/10.1016/j.anai.2016.04.014

288. Labrosse, R., Graham, F., & Caubet, J. (2020). Alergias alimentares gastrointestinais não mediadas por ígeis em crianças: uma atualização. Nutrients, 12(7), 2086. https://doi.org/10.3390/nu12072086

289. Terblanche, A., Lang, A., Gray, C., Goddard, E., Karabus, S., Kriel, M., ... & Levin, M. (2014). Alergias alimentares não mediadas por iguarias. South African Medical Journal, 105(1), 66. https://doi.org/10.7196/samj.9104

290. Kim, E. e Burks, W. (2015). Base imunológica da alergia alimentar (mediada por ige, não mediada por ige e tolerância), 8-17. https://doi.org/10.1159/000371646

291. Cianferoni, A. (2016). Alergia ao trigo: diagnóstico e tratamento. Journal of Asthma and Allergy, 13. https://doi.org/10.2147/jaa.s81550

292. Chong, K., Wright, K., Goh, A., & Rao, R. (2018). Crescimento de crianças com alergias alimentares em Singapura. Asia Pacific Allergy, 8(4), e34. https://doi.org/10.5415/apallergy.2018.8.e34

293. Reese, I. (2022). Alergias alimentares não mediadas por bexiga em crianças amamentadas: um desafio clínico. Allergologie Select, 6(01), 241-247. https://doi.org/10.5414/alx02364e

294. Sicherer, S. e Sampson, H. (2010). Food allergy (Alergia alimentar). Journal of Allergy and Clinical Immunology, 125(2), S116-S125. https://doi.org/10.1016/j.jaci.2009.08.028

295. Calvani, M., Bianchi, A., Reginelli, C., Peresso, M., & Testa, A. (2019). Desafio alimentar oral. Medicina, 55(10), 651. https://doi.org/10.3390/medicina55100651

296. Venter, C., Brown, T., Shah, N., Walsh, J., & A, F. (2013). Diagnóstico e gestão da alergia ao leite de vaca não mediada por ígeis na infância - um guia prático de cuidados primários do Reino Unido. Clinical and Translational Allergy, 3(1). https://doi.org/10.1186/2045-7022-3-23

297. Peddi, N. (2024). Navegando pelas alergias alimentares: avanços no diagnóstico e estratégias de tratamento. Cureus. https://doi.org/10.7759/cureus.56823

298. Alexiou, A., Höfer, V., Dölle-Bierke, S., Grünhagen, J., Zuberbier, T., & Worm, M. (2022). Elicitores e fenótipos de pacientes adultos com alergia alimentar mediada por ige comprovada e hipersensibilidade alimentar não imunomediada a aditivos alimentares. Clinical & Experimental Allergy, 52(11), 1302-1310. https://doi.org/10.1111/cea.14203

299. Hill, D., Dudley, J., & Spergel, J. (2017). A prevalência de esofagite eosinofílica em pacientes pediátricos com alergia alimentar mediada por ige. The Journal of Allergy and Clinical Immunology in Practice, 5(2), 369-375. https://doi.org/10.1016/j.jaip.2016.11.020

300. Norolahi, M., Hematyar, M., Pouyanfar, R., Hashemitari, S., & Darougar, S. (2022). Uma análise demográfica das alergias alimentares mediadas por ige e não ige em crianças. Journal of Kermanshah University of Medical Sciences, 26(2). https://doi.org/10.5812/jkums-127184

301. Chong, K., Wright, K., Goh, A., & Rao, R. (2018). Crescimento de crianças com alergias alimentares em Singapura. Asia Pacific Allergy, 8(4), e34. https://doi.org/10.5415/apallergy.2018.8.e34

302. Yamada, Y. (2023). Tópicos recentes sobre distúrbios alérgicos gastrointestinais. Pediatria Clínica e Experimental, 66(6), 240-249. https://doi.org/10.3345/cep.2022.01053

303.Grimshaw, K., Bryant, T., Oliver, E., Martin, J., Maskell, J., Kemp, T., ... & Roberts, G. (2015). Incidência e fatores de risco para hipersensibilidade alimentar em bebês do Reino Unido: resultados de um estudo de coorte de nascimento. Clinical and Translational Allergy, 6(1). https://doi.org/10.1186/s13601-016-0089-8

304. Lozoya, C., Belo, J., Afonso, R., Pereira, H., Rodrigues, A., & Taborda-Barata, L. (2020). Desenvolvimento de um questionário de rastreio para o estudo da alergia alimentar em adultos. World Allergy Organization Journal, 13(9), 100456. https://doi.org/10.1016/j.waojou.2020.100456

305. Meyer, R., Wright, K., Vieira, M., Chong, K., Chatchatee, P., Vlieg-Boerstra, B., ... & Venter, C. (2018). Inquérito internacional sobre índices de crescimento e factores de impacto em crianças com alergias alimentares. Journal of Human Nutrition and Dietetics, 32(2), 175-184. https://doi.org/10.1111/jhn.12610

306. Meyer, R., Fleming, C., Domínguez-Ortega, G., Lindley, K., Michaelis, L., Thapar, N., ... & Shah, N. (2013). Manifestações de alergias gastrointestinais induzidas por proteínas alimentares apresentadas a uma única unidade de gastroenterologia pediátrica terciária. World Allergy Organization Journal, 6, 13. https://doi.org/10.1186/1939-4551-6-13

307. Ruffner, M. e Spergel, J. (2016). Síndromes de alergia alimentar não mediadas por ígeis. Annals of Allergy Asthma & Immunology, 117(5), 452-454. https://doi.org/10.1016/j.anai.2016.04.014

308. Lozinsky, A., Koker, C., Dziubak, R., Godwin, H., Reeve, K., Ortega, G., ... & Shah, N. (2015). Tempo para a melhoria dos sintomas usando dietas de eliminação em alergias alimentares gastrointestinais não mediadas por ígeis. Paediatric Allergy and Immunology, 26(5), 403-408. https://doi.org/10.1111/pai.12404

309. Pelz, B., Wechsler, J., Amsden, K., Johnson, K., Singh, A., Wershil, B., ... & Bryce, P. (2016). A alergia alimentar associada ao Ige altera a apresentação da esofagite eosinofílica

pediátrica. Clinical & Experimental Allergy, 46(11), 1431-1440. https://doi.org/10.1111/cea.12776

310. Campagnaro, R., Collet, G., Andrade, M., Salles, J., Fracasso, M., Scheffel, D., ... & Santin, G. (2020). Pandemia de Covid-19 e odontopediatria: medo, hábitos alimentares e percepções de saúde bucal dos pais. Children and Youth Services Review, 118, 105469. https://doi.org/10.1016/j.childyouth.2020.105469

311. Lara-Capi, C., Cagetti, M., Cocco, F., Lingström, P., García-Godoy, F., & Campus, G. (2018). Efeito do peso corporal e fatores comportamentais na gravidade da cárie em adolescentes rurais e urbanos mexicanos. International Dental Journal, 68(3), 190-196. https://doi.org/10.1111/idj.12351

312. Jackson, S., Vann, W., Kotch, J., Pahel, B., & Lee, J. (2011). Impact of poor oral health on children's school attendance and performance (Impacto da má saúde oral na frequência e desempenho escolar das crianças). American Journal of Public Health, 101(10), 1900-1906. https://doi.org/10.2105/ajph.2010.200915

313. Shah, M. (2023). Assessment of tele dentistry usage in paediatric patients. j Muhammad Med Coll, 13(1), 6-8. https://doi.org/10.62118/jmmc.v13i1.253

314. Luzzi, V., Ierardo, G., Bossù, M., & Polimeni, A. (2020). Paediatric oral health during and after the covid-19 pandemic. International Journal of Paediatric Dentistry, 31(1), 20-26. https://doi.org/10.1111/ipd.12737

315. Lygidakis, N., Garot, E., Somani, C., Gd, T., Rouas, P., & Wong, F. (2021). Orientação de melhores práticas clínicas para clínicos que lidam com crianças que apresentam molar-incisivo-hipomineralização (mih): um documento de política atualizado da academia europeia de odontologia pediátrica. European Archives of Paediatric Dentistry, 23(1), 3-21. https://doi.org/10.1007/s40368-021-00668-5

316. Ramos Gomez, F., Silva, D., Law, C., Pizzitola, R., John, B., & Crall, J. (2014). Criando uma nova geração de dentistas pediátricos: uma mudança de paradigma na formação. Journal of Dental Education, 78(12), 1593-1603. https://doi.org/10.1002/j.0022-0337.2014.78.12.tb05837.x

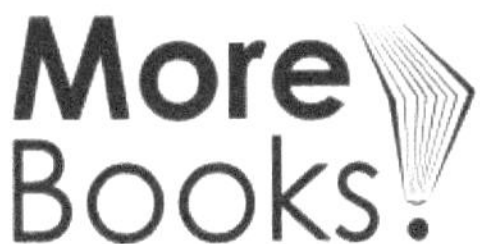
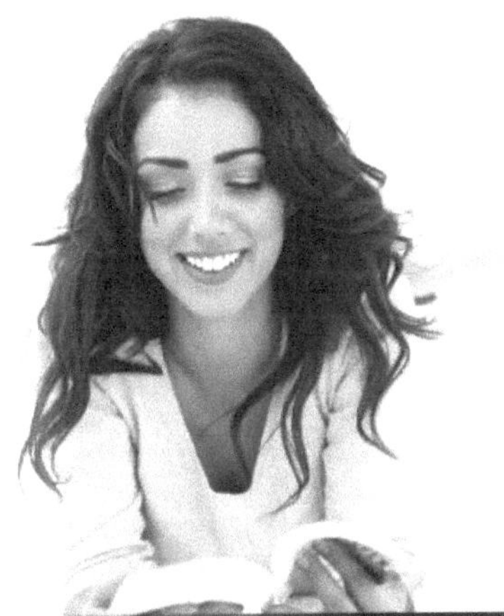

I want morebooks!

Buy your books fast and straightforward online - at one of world's fastest growing online book stores! Environmentally sound due to Print-on-Demand technologies.

Buy your books online at
www.morebooks.shop

Compre os seus livros mais rápido e diretamente na internet, em uma das livrarias on-line com o maior crescimento no mundo! Produção que protege o meio ambiente através das tecnologias de impressão sob demanda.

Compre os seus livros on-line em
www.morebooks.shop

info@omniscriptum.com
www.omniscriptum.com

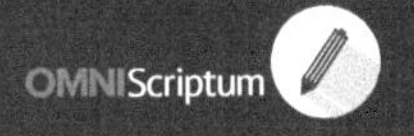

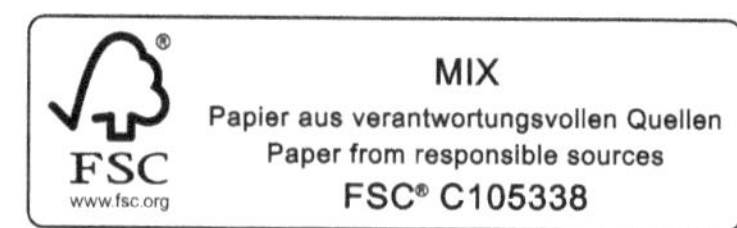